Let's ask
a doctor
mental
health

心のお医者さん
に聞いてみよう

自己愛性パーソナリティ障害

正しい理解と治療法

精神科医
市橋秀夫監修

大和出版

はじめに

SNSの時代に入り、自己愛の障害は増えていると感じています。「インスタ映え」のために素敵なレストランに行き、「いいね」を獲得するために、「意識高い系」のイベントに参加し、注目を浴びようと、違法行為を投稿する。自分が人にどう見られるかが重要という行動でしょう。

自己愛性パーソナリティ障害とは、肥大した自尊心にふりまわされる病です。この障害を抱える人は、幼い頃から、生きるには条件が必要だと感じ、もっと完璧で、賞賛される、幸せな自分をプレゼンテーションし続けます。そのじつ、本当の自分の姿には自信がなく、自分を好きにはなれません。そして、現実に直面し、思い描く自分の姿が崩れたとき、二度と立ち直れないほどのダメージを受け、思いもよらぬ行動をとるのです。本人は生きづらさを抱え、苦しんでいますが、自ら障害に気づくことはできません。周囲からは見放され、孤立しがちです。

でも正しい知識をもち、病理の構造を理解できれば、治せる可能性はあります。本書には、この障害の特性から病理の構造、自ら障害の問題点に気づくためのレッスンも紹介しています。本書が自己愛性パーソナリティ障害にかかわるすべての人の、一助となれば幸いです。

精神科医・市橋クリニック院長　市橋秀夫

CONTENTS

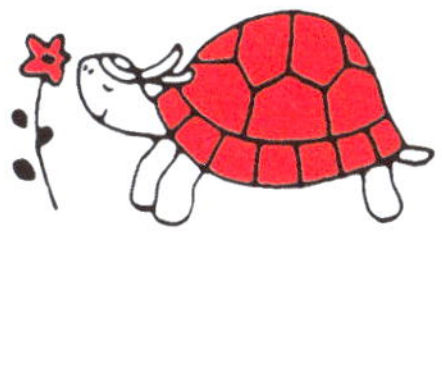

Part2

障害のしくみ
「いつも自分以上でなければならない」強迫観念が引き起こす……23

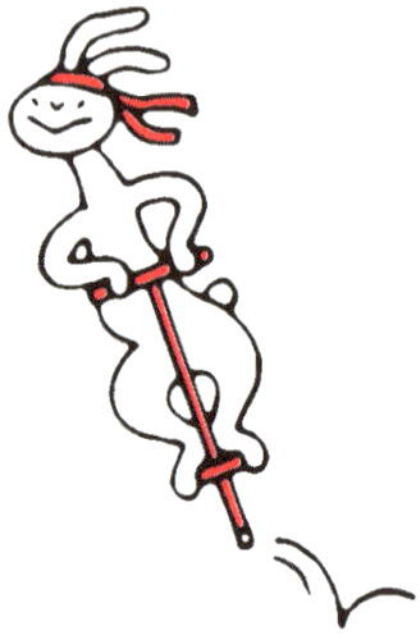

Part3
気づきのレッスン
価値観を見直し、「等身大の自分」をつくり、生きづらさをとり除く……45

Part4

治療と周囲の対応
医療機関だから、周囲の人だから、手助けできることがある……81

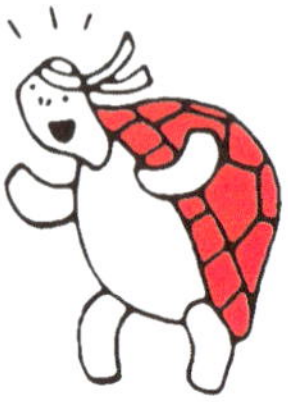

デザイン●酒井一恵
イラスト●さいとうあずみ

Part 1

自尊心の病

傷つきやすく、本当の自分を好きになれない

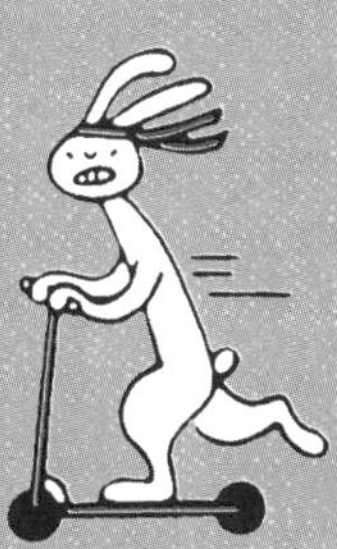

DV、強迫性障害、引きこもり……自尊心がさまざまな現象を引き起こす

自尊心の病によるトラブルをくり返す

自己愛性パーソナリティ障害は自尊心の病です。肥大した自尊心が、実生活のなかでさまざまなトラブルを引き起こします。しかしこうした現象の裏に、自尊心の問題があることに、本人も周囲も、また医師でさえ気づくことができません。根本原因をとり除けないため、トラブルを頻繁にくり返します。

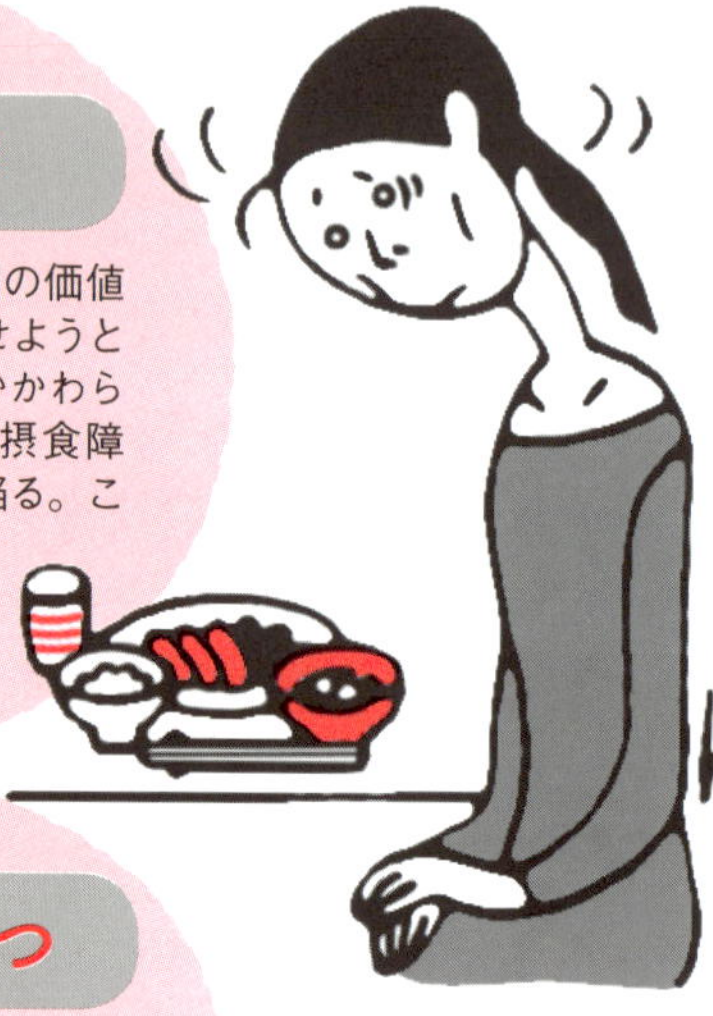

摂食障害

「やせ＝美」という世間の価値観に過度に自分を合わせようとして、やせているにもかかわらず、体重増加を恐れ、摂食障害（とくに拒食症）に陥る。この障害の人に起こりやすい病気のひとつ。

非定型うつ

ふつうのうつのように一切の活動ができなくなるのではなく、楽しいことなどがあると活動することができる。

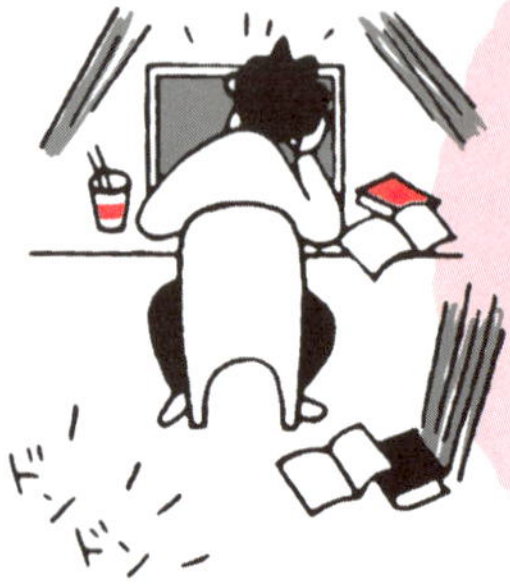

引きこもり・不登校

きっかけは学校での失敗や挫折、いじめ、他人との衝突など。この障害の人は、挫折に弱く、不都合なことからは逃げ出し、引きこもってしまう人が多い。

強迫性障害

この障害がある人の特性のひとつが完璧主義。不潔恐怖や醜形恐怖といった強迫性障害を起こしやすい。一般的な強迫性障害の場合、本人は過度なくり返し行動をバカバカしいと自覚しているが、この障害の人は完璧主義ゆえに、こうした思考に陥る。

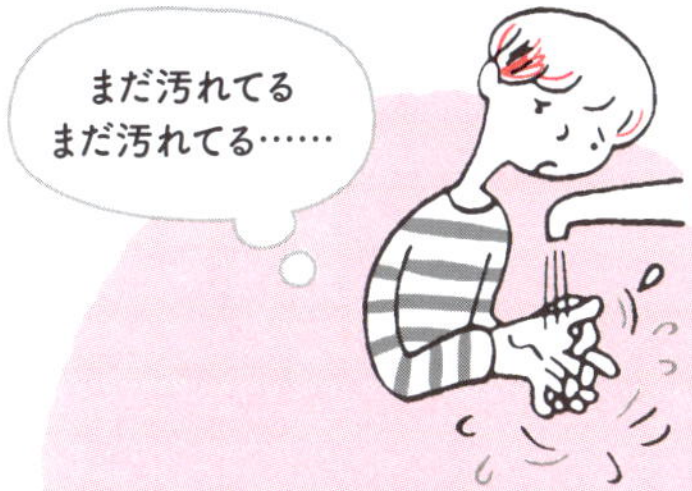
まだ汚れてる
まだ汚れてる……

不潔恐怖

汚いモノに対して異常なまでの恐怖心を抱き、それを解消しようと何度もくり返し手を洗い続ける。

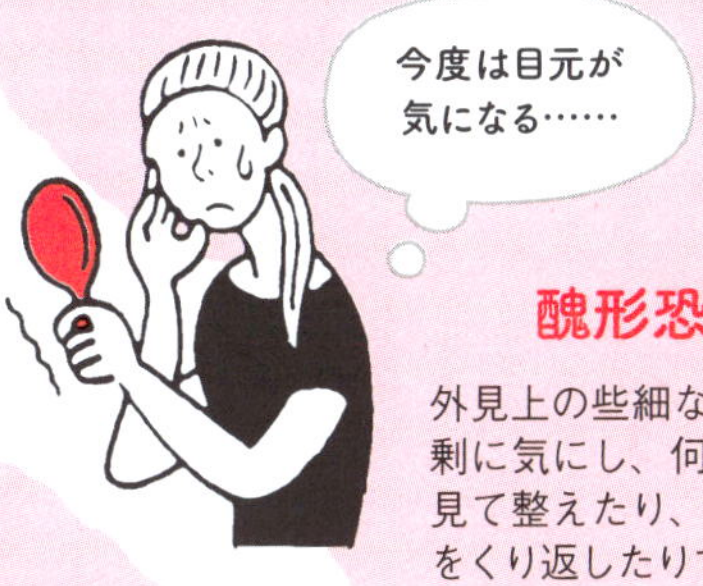
今度は目元が
気になる……

醜形恐怖

外見上の些細な欠点を過剰に気にし、何度も鏡を見て整えたり、整形手術をくり返したりする。

DV
（ドメスティック・バイオレンス）

夫や妻、パートナーが、自分をわかってくれない、思い通りに対応してくれないと、身体的、心理的な暴力をふるう。罵声、殴るけるだけでなく、無視などの精神的ないやがらせも。パートナーに「理想の母親像」を求める、この障害特有の思考傾向と関係している。

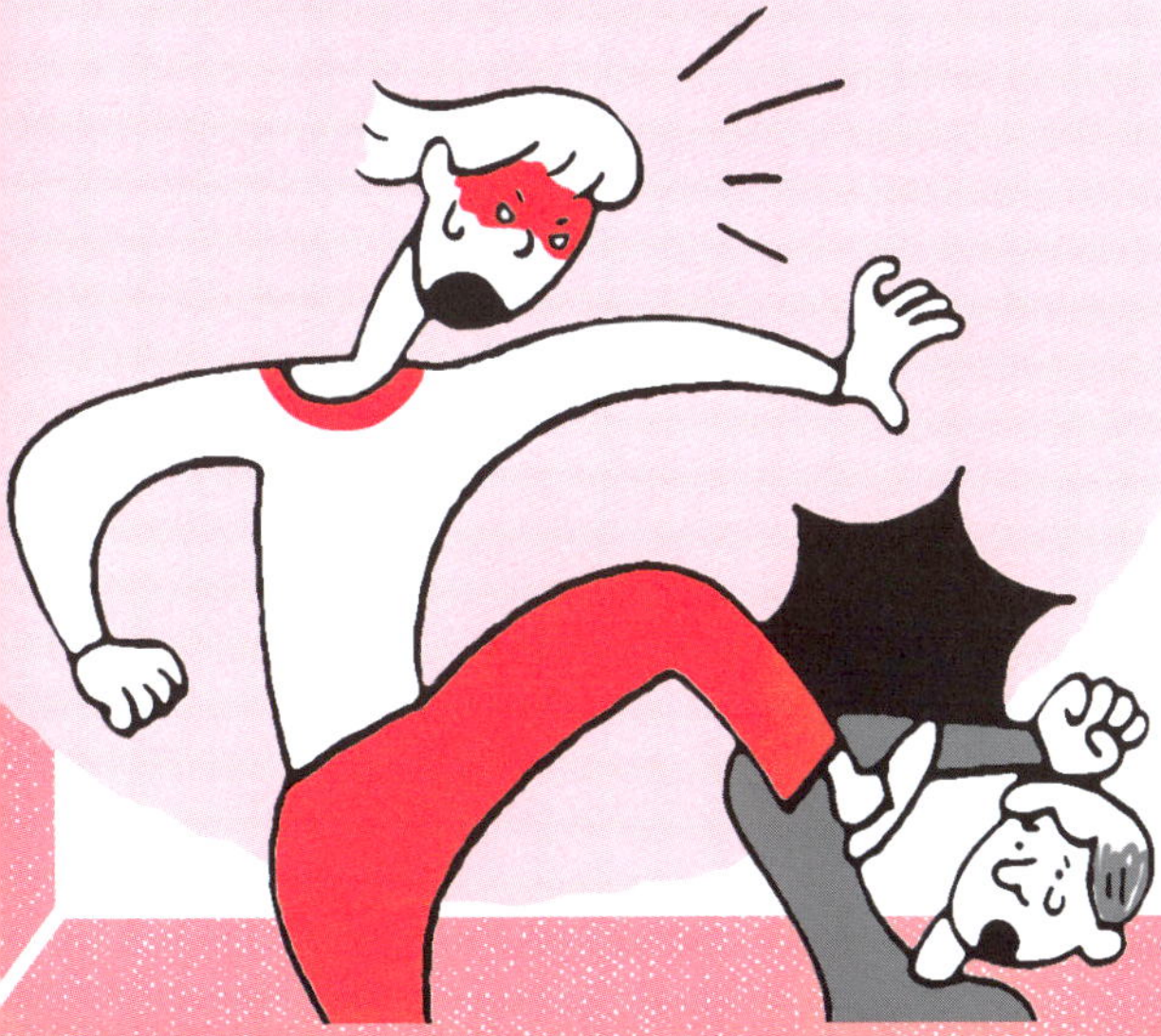

ストーカー

恋愛感情や好意が相手に受け入れられないことを恨み、つきまとい行動をする。

クレーマー

特定の企業や団体に抗議し続け、自分の優位性を確認する。

一見、うぬぼれが強いと思われるが、本人は自分を好きになれない

周囲の印象とは異なる特性をもつ

自己愛性パーソナリティ障害の人は、感情コントロールが苦手で、すぐに激しい怒りを見せます。高圧的なふるまいをすることが多いため、うぬぼれが強く、自分が大好きな人だと思われがちです。じつは、肥大した自尊心にふりまわされ、自分を好きになれない人で、以下のような特性をもっています。

- □ 自分のことが好きになれない。
- □ 他人を信用することができない。
- □ 人間関係はつねに勝ち負けの関係になってしまう。

広がるにつれ……

- □ 自分が自分以上でないといけないという強迫観念をもっている。

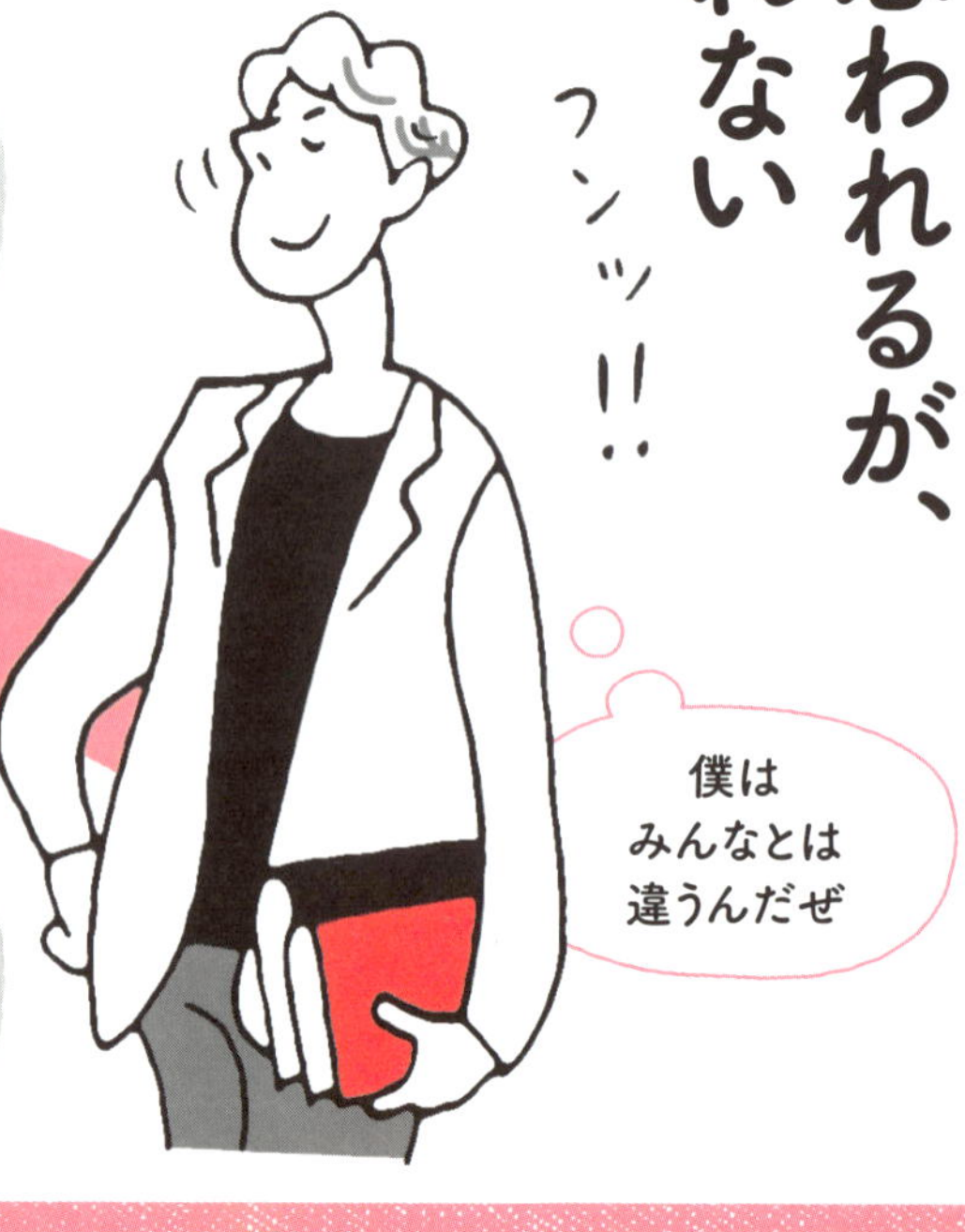

フンッ!!
僕は みんなとは 違うんだぜ

□ うまくいっているときには
がんばれるが、
思い通りにいかなくなると
努力を
続けられなくなる。

□ 自分が特別な
存在であることを
さりげなく、あるいは
あからさまに
示したがる。

□ 他人の成功に
対して、
嫉妬と羨望の感情が
おさまらない。

□ 自分が
どう見られているか
ばかり
気にしてしまう。

□ 批判されたり
叱責されたり
することが
極度に苦手。

□ 挫折に弱く、
立ち直ることが
困難。

□ 自分が
賞賛されている
イメージに
耽溺する。

成長し、社会が

最終的に、人間関係が うまくいかなくなる

成長し、社会に出るようになると、障害の特性が他人とのあいだにあつれきを生む。最終的に、人が離れていき、孤立するなどのトラブルに陥りやすい。

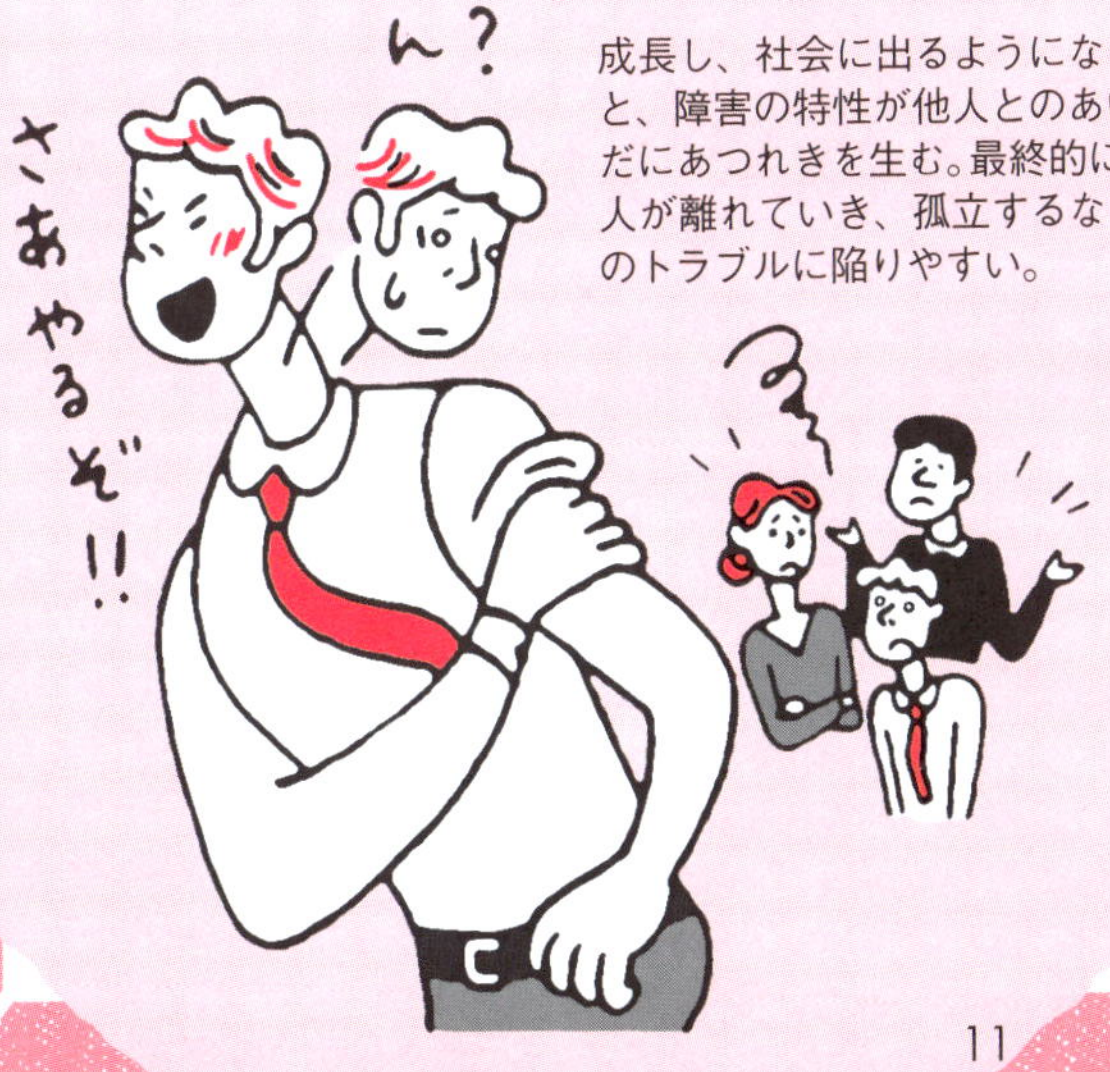

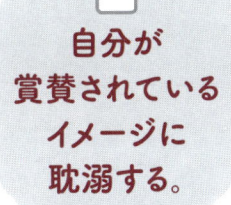

傷ついた自尊心が痛まないように行動するのが最優先事項になる

挫折を回避することを最優先する

自尊心が傷つきやすく、挫折しやすいという特徴があります。心の奥底に、誰かに否定されるのでは？　失敗するのでは？　というおびえがあり、「幸せに生きよう」などとは思えません。それよりも、自尊心が傷つくのを最小限に抑えることが、生きるうえでのコンセプトになり、最優先事項になります。

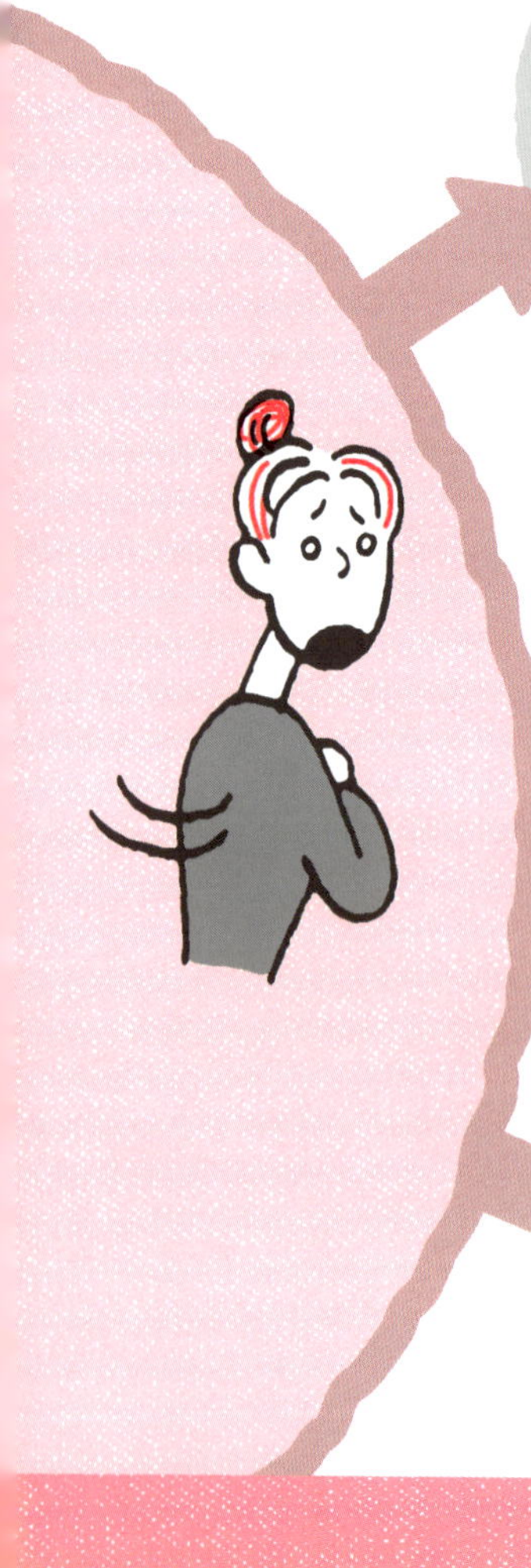

成功だけを思い描く

失敗をイメージすることが怖いため、成功しか思い描かない。うまくいっているときはよいが、失敗するとそのぶんダメージが大きい。

学歴や年収などの外的価値しか信じない

自信がないため、自己判断ができない。学歴や年収、ステイタスの有無など、自分の外にある、世間や他人の外的価値にしたがって生きている。

他人の期待にすべて応えようとする

他人が自分をどう評価するのかが心配でたまらない。批判、否定されたりしないように、相手の顔色を読み、期待に完璧に応えようとがんばる。

プロセスには意味がなく、結果がすべてだと思う

他人から確実に評価されようと思っているため、評価がはっきりしないプロセスより、結果を重視するようになる。結果さえよければいいと考えてしまう。

上昇志向が強く、ステージを上げることを目指す

凡人から見下されないように、もっと高いステージに自分の身を置こうとする。しかし、そのための地道な努力をするのは苦手である。

厭世的で、孤立したがる

他人から批判されたりするのがいやなために、他者との交流を断とうとし、あえて孤立の道を選ぶ人もいる。

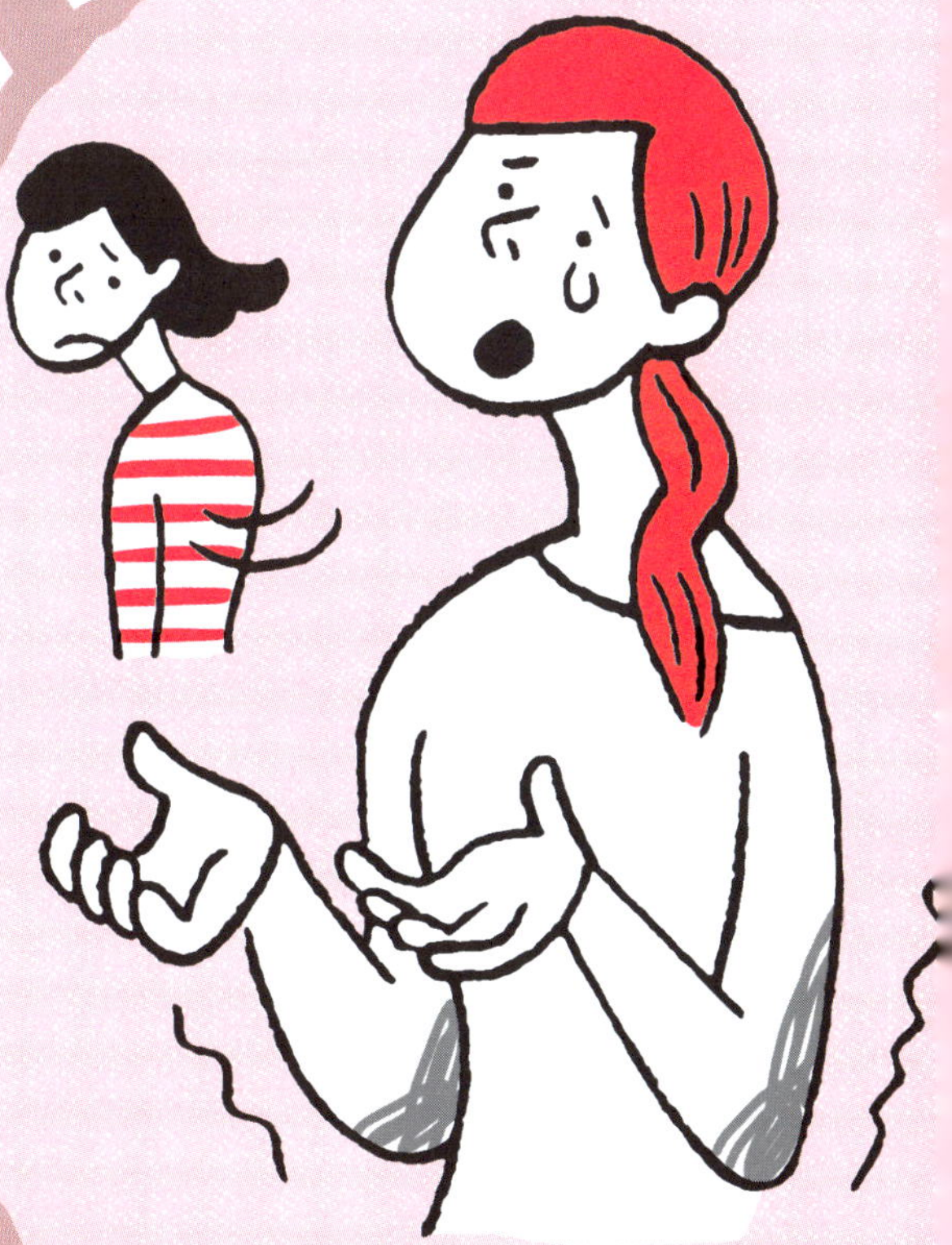

傷つきやすく生きづらさを抱えている

高圧的で横柄に見えるが、自尊心が高いぶん、繊細で傷つきやすく、生きづらさを抱えている。ガラスのような心を守る防衛反応として、この障害特有の思いや考えをもつようになる。

自尊心が損なわれると「怒り」「落ち込み」「現実からの撤退」が起こる

思い通りにならないときの3つの徴候

　人はおとなになるにつれて、世のなかには自分よりすごい人がいることや、自分の思い通りにならない場合もあることを学んでいきます。

　自己愛性パーソナリティ障害の人は、自尊心が損なわれるようなことがあると、大きな挫折感を味わい、乗り越えられません。自己愛が壊れるとき、「自己愛の三徴」という３つの徴候が現れます。

徴候1

怒り

相手が思い通りに動かないと、自尊心が傷つけられ、感情を爆発させる。相手を無能と決めつけて罵倒したり、パワハラまがいの言動で、激しく攻撃したりすることもある。

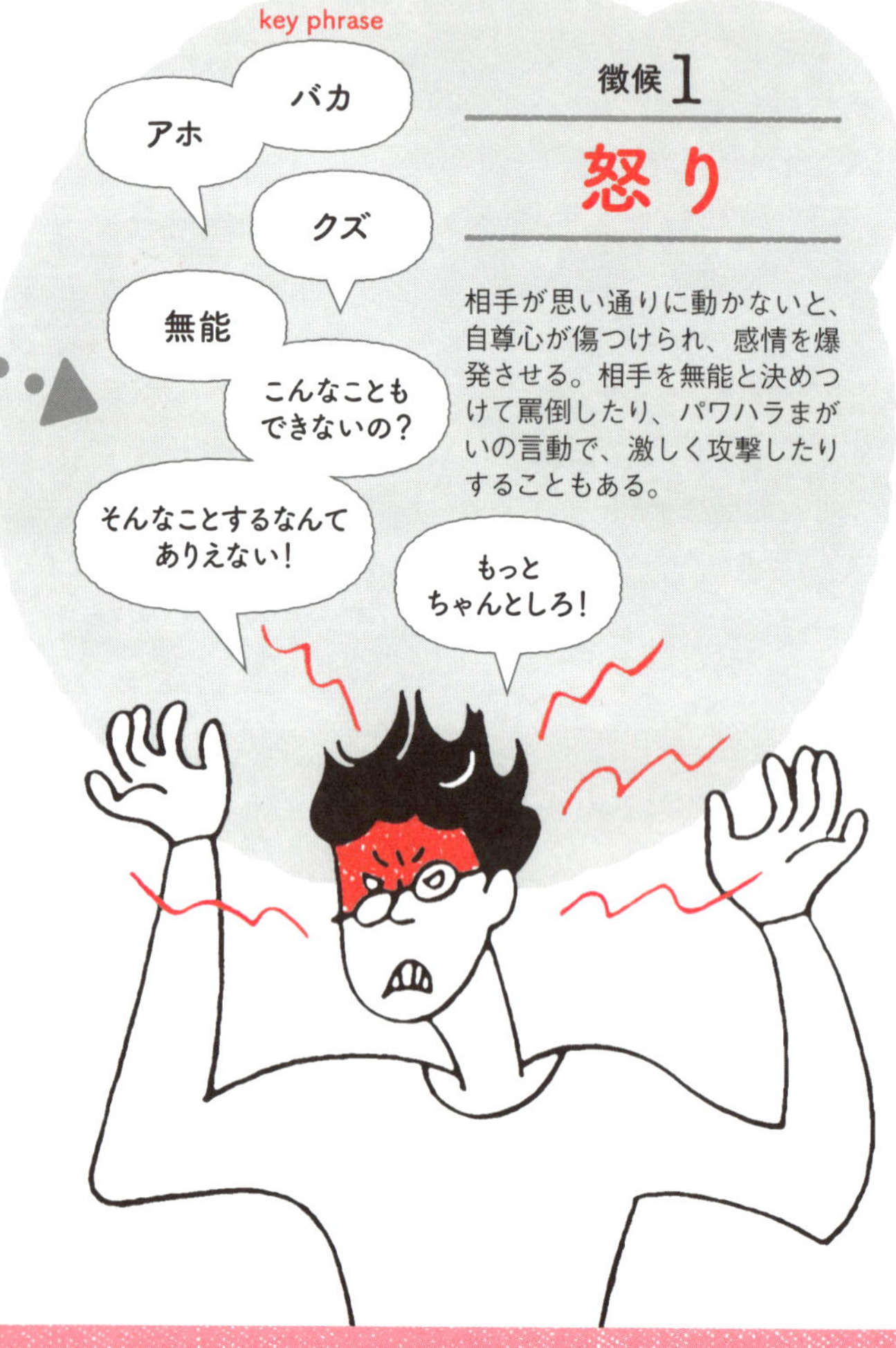
key phrase
アホ
バカ
クズ
無能
こんなこともできないの？
そんなことするなんてありえない！
もっとちゃんとしろ！

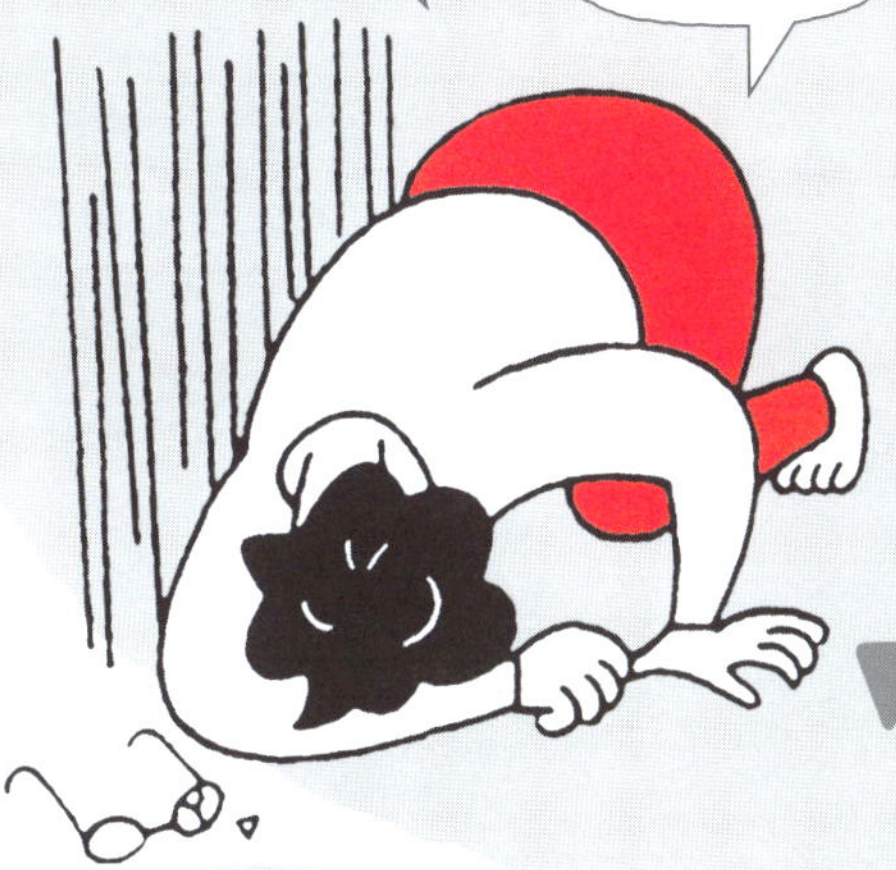
key phrase
もうダメだ
やる気が起きない
つらい
苦しい
自分ばかりがこんな目にあう
●●のせいだ
死んだほうがマシ

徴候2

落ち込み

ものごとがうまくいかなかったり、人間関係で孤立したりすると、挫折から立ち直れずに落ち込み、抑うつ状態になる。投げやりになり、食欲不振や不眠になることも。

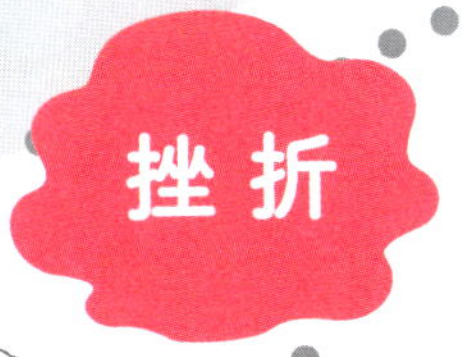
挫折

徴候3

現実からの撤退

自尊心を守るため、現実から撤退し引きこもる。失敗するなら、やらないほうがマシだと考える。人に傷つけられないために、相手をさげすんだり、無関心を装ったりして、逃避する。

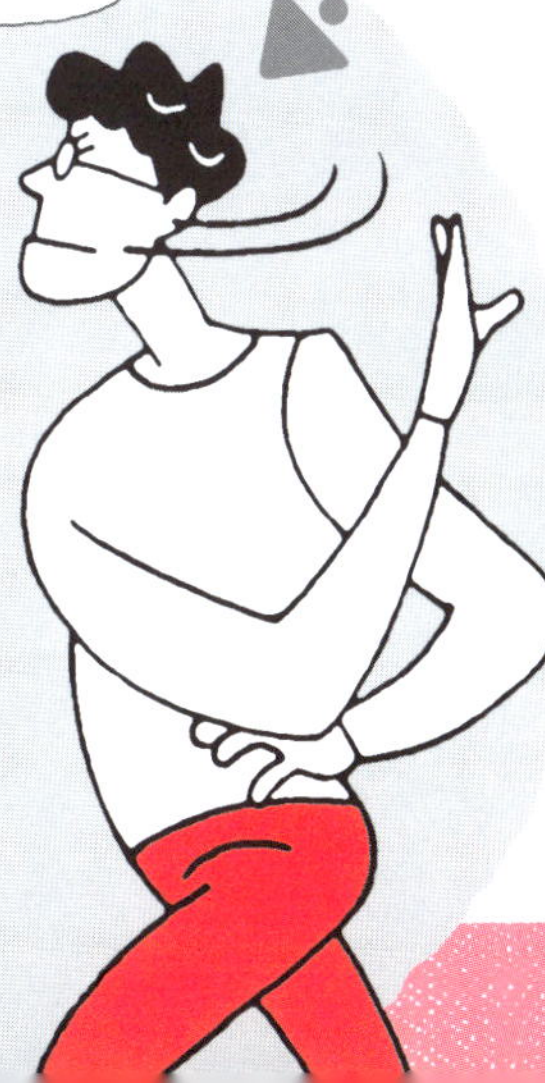
key phrase
価値がない
意味がない
そんなこと無駄
できるけど、やらないだけ
私はこれをやる人じゃない
私じゃなくてもできることはやらない

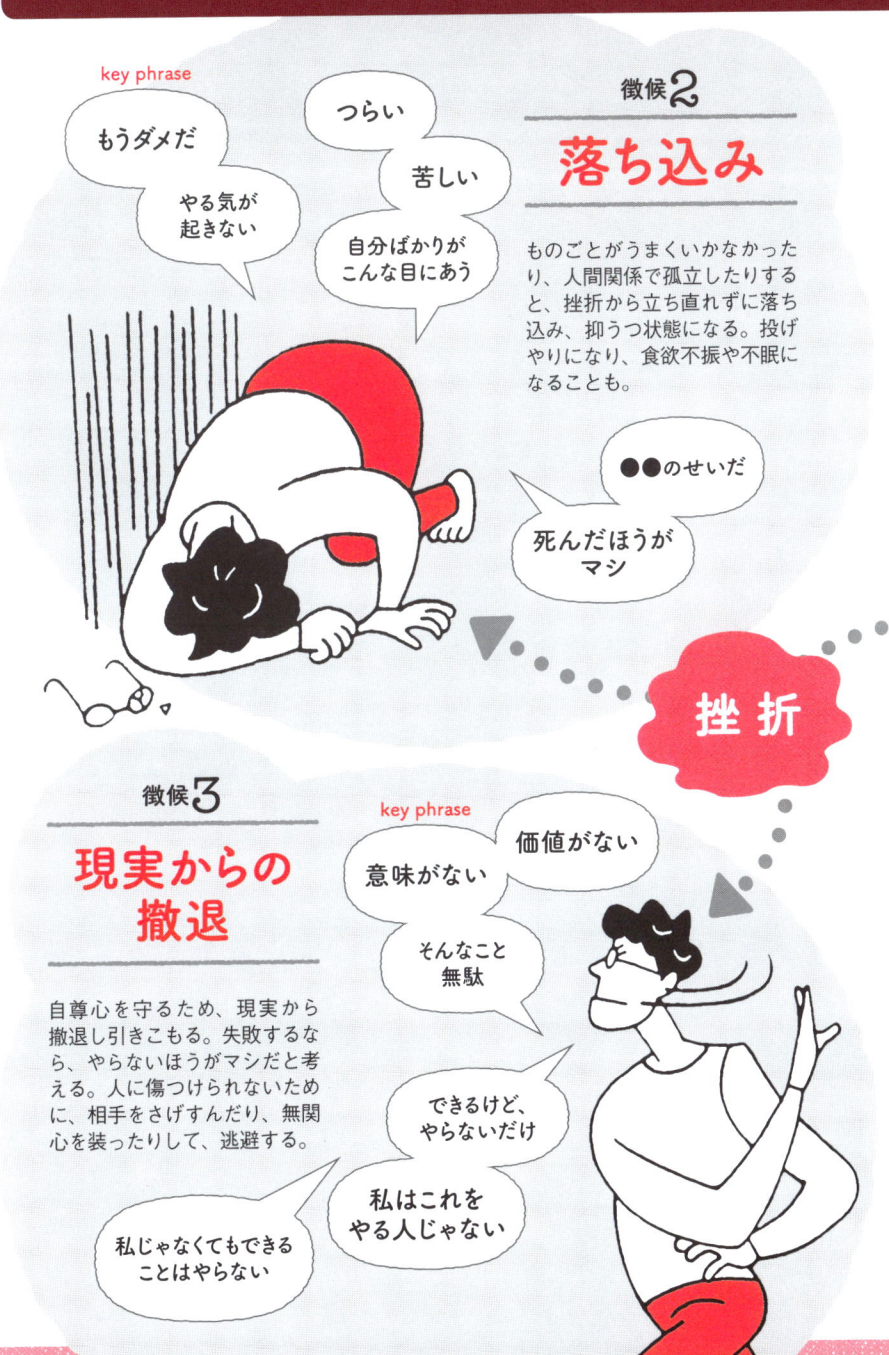

障害の原因

正常な自己愛を獲得しそこねた。自分では障害の存在に気づけない

自己愛性パーソナリティ障害は、自尊心の病です。自尊心が肥大しすぎて、傷つきやすいのが特徴です。傷つくのを回避しようとして周囲に高圧的にふるまったり、完璧さを求めたりします。障害が重い場合には、拒食症（摂食障害）や強迫性障害、ＤＶなどを引き起こします。病気の根本に障害があることには、自分では気づくことができません。

親に甘えることが許されないと思って育ってきた

この障害の人は、周囲からうぬぼれが強く、「自分大好き」に思われ、面倒な人だと敬遠されがちです。「過保護に育てられ、その結果、横柄になったのだろう」と思われることも。ところが実際には真逆の問題を抱えて育ってきた人たちです。親から甘やかされたのではなく、親には大切にされたが、甘えてはいけないと思って育ってきました。なぜそうなったのかは、自分ではわかりません。小さいときにそういう思考パターン

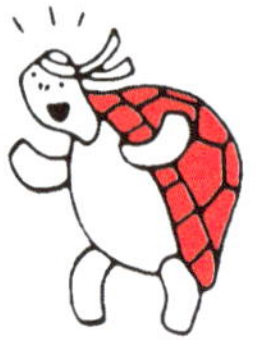

自分でつくりあげた
思考の問題には
気づきにくいものだね

を得たため、当たり前の考えになっているのです。

期待に応えられなかったら生きる価値がないと思う

本来、正常な自己愛というものは、幼少期に親（とくに母親）と愛し愛される体験を通じて、心に内在化され育っていくものです。正常な自己愛があって、はじめて自分というものができ、自分への信頼や自尊心も生まれます。それらは人が、生きるうえで欠かせない感覚です。

ところが、自己愛性パーソナリティ障害の人には、これらの感覚が欠如しています。無条件に愛された記憶がなく、いつも母親（おとなになってからは他人も含む）の期待に応えようとして生きてきました。それに応えられなかったら生きる価値がないとすら、思ってしまうのです。

そのため、つねに「スペシャルな存在として他人に認められなければ」「他人に必要とされる自分でいなければ」という強迫観念をもちます。生きるには条件が必要だと感じ、漫然と生きることに罪悪感を覚えます。

心の奥底には、できなかったらどうしようという不安が渦巻き、自己防衛から、自尊心を肥大させてしまうのです。人を信用できず、自分も好きになれない、つねに他人の目が気になる、挫折に弱いなどの特性は、幼少期に正常な自己愛を獲得できなかったことが関係しているのです。

自己愛性パーソナリティ障害の人が訴えるトラブル

1位　非定型うつ
2位　強迫性障害
3位　対人関係困難
4位　引きこもり・不登校
5位　DV

（市橋クリニック調べ）

もっともよく起こるのが非定型うつ

自己愛性パーソナリティ障害では、障害そのもので受診するケースはなく、別のトラブルで病院を訪れる。もっとも多いのが非定型うつ。ちょっとした失敗でも抑うつ状態に陥りやすい。

障害の発覚

本人か相手、どちらかが苦しんでいるときに「障害」になる

パーソナリティとは人格のことで、人がそれぞれもつ考え方や行動パターンであり、個性でもあります。自己愛性パーソナリティ障害は、パーソナリティに偏りがあり生きづらさを感じ、心の病を生じる障害です。でも、個性的な人がみんな障害を抱えているわけではありません。

周囲との関係でトラブルがないなら「個性」で済まされる

障害が認識されるのは、なんらかのトラブルが生じたとき。考え方や言動が周囲と大きく異なることが原因で、摩擦を生むケースが一般的です。

逆に、どんなに偏ったパーソナリティであっても、本人も困らず、周囲にも苦痛を与えることがなければ、「ちょっとかわった人」で済まされます。本人も障害を治したいと思わず、治療の対象にはなりません。

人によっては、明らかに自己愛性パーソナリティ障害の特徴があっても、本人が生きづらさをまったく感じないまま、問題なく社会生活を営

本人は自覚がないまま対人トラブルが発生

CASE 1 親子

家庭内暴力を起こす

家庭内暴力を起こすことが多く、親がターゲットになりやすい。親のしつけや批判に突然切れて暴力をふるうこともあれば、とくにきっかけがないことも。大声をあげたり、モノを破壊したり、強い怒りを爆発させる。

CASE 2 職場の人

パワハラを起こす

仕事が過酷で、ストレスが多い環境で起こりやすい。部下を叱責したり、手を上げたりするなどのパワハラを起こす。他人の手柄を自分のもののようにすることも。部下の場合、不平不満を言い、周囲とトラブルになりやすい。

んでいるケースもあるのです。

偏りではなく、苦痛の程度で障害が決まる

「個性」が「障害」として問題になるのは、本人か周囲のいずれかが困った状況になり、苦痛の程度が非常に大きくなったとき。もっとも多いのが対人面でのトラブルです。

自己愛性パーソナリティ障害の人の対人関係には、基本的に見下すか見下されるかしかありません。組織内では、自分が見下されたくないために、周囲を見下した態度をとります。自分が誤っても失敗を他人のせいにする傾向があるため、人間関係に支障を来します。

発達障害との合併で、他人の気持ちをイメージできない場合もあります。部下や家族にも強権的です。相手が自分のことを全面的に理解し、自分の思い通りに動くことを望みます。できないと突然切れ、怒りを爆発させます。パワハラやDVに走りやすいのが特徴です。

このような対人関係が続くと、周囲の批判を受けて孤立し、本人も苦しむようになります。苦痛の程度が増すにつれ、性格の偏りを「個性」で片づけることができなくなり、本人も治療を望み、精神科や心療内科を受診することになります。

CASE 3　友人

友人が離れていく

友人との関係は、見下すか見下されるかの緊張感のなかにある。いったん劣等感を覚えるようなできごとがあると、激しい怒りをぶつけたり、連絡を絶ってしまったりする。最終的に友人が離れ、本人は孤立してしまう。

CASE 4　パートナー

DV 行為に及ぶ

相手を自分の思い通りに支配しようとし、自己中心的にふるまうために、それがかなわないと、激しく叱責するなどの DV 行為に及ぶ。相手の浮気は許さなくても、自分は嘘をつき、浮気をくり返すことも。

障害の現状

別の問題で受診するが、見過ごされることが多い

自己愛性パーソナリティ障害の人が医療機関を訪ねるきっかけは、ほとんどが非定型うつや不眠、強迫性障害や引きこもりといった、別の心の病の発症です。医師は、患者さんの話を聞きながら、症状の背後にどんな病理が隠れているのかを探り、立体的に診断を下します。

尊大な態度をとりがちで、本質の問題が隠されてしまう

ところが、自己愛性パーソナリティ障害の場合、治療を行うことのできる医師はかぎられています。そのうえ、この障害は自尊心にかかわる病なので、本人は他人に決して弱味を見せようとしません。医師を前にしても強気で尊大な態度をとり、自分の病的な部分を隠そうとするのです。このため、よほどこの障害についての造詣が深くないと、精神科の医師でも障害を見抜くことは難しいでしょう。また精神科には、DSMという、国際的に用いられるアメリカ精神医学会の精神障害の診断マニュ

障害には病気とは違う治し方が求められる

自己愛性パーソナリティ障害は、病気というより障害の領域に属します。病気は腫瘍や炎症など原因と症状の因果関係が明確で、治療の主眼は原因をとり除くことにおかれます。

一方障害は、必ずしも原因が特定されるものではなく、治療のゴールは原因究明よりも、問題を解決して通常の社会生活を可能にすること。本人が問題を自覚し、自ら解決にとり組めるようになれば、障害は治ったと考えられるのです。

アルがあります。ただ、自己愛性パーソナリティ障害には、実情に即さない点もあり、DSMだけで診断できないところがあります。

こうしたことから、ほとんどのケースで、非定型うつや不眠といった表面的な症状に対して、薬物療法が行われます。薬は症状を緩和する効果はありますが、根本にある障害に気づかないかぎり、問題が解決することはありません。同じ症状がくり返され、問題は長期化していきます。

自己愛性パーソナリティ障害の診断基準

アメリカ精神医学会では、自己愛性パーソナリティ障害に対して、A、Bふたつの診断基準を設けている。

A　パーソナリティ機能について。中程度以上の障害で、ふたつ以上に当てはまるかどうか。

□ **同一性**
自己認識および、自尊心の制御のために、過度に他者を引き合いに出す。過大、または過小な自己評価、またはその両極端を揺れ動く誇張された自己評価。

□ **自己志向性**
他者からの承認を得ることに基づいて目標を設定する。個人的な基準が、自分が特別であると見なすために不合理に高い。

□ **共感性**
他者の感情や欲求を読みとる能力に障害がある。自己に関係があると認識される場合にのみ、他者の反応に調子を合わせる。

□ **親密さ**
人間関係は表面的で関心がない。他者は自尊心の制御に役立つための存在。個人的利益に関する要求を優先することで、相互の関係に制約が生まれる。

B　病的パーソナリティ特性について。両方をもっているかどうか。

□ **誇大性**
特権意識があり、自分が他者より優れているという信念を強固にもつ。他人を見下す。

□ **注意喚起**
他者の注意を引き、注目の的になろうとする。過剰な賞賛を求める。

出典：『DSM-5 精神疾患の診断・統計マニュアル』日本精神神経学会 監修
自己愛性パーソナリティ障害診断基準

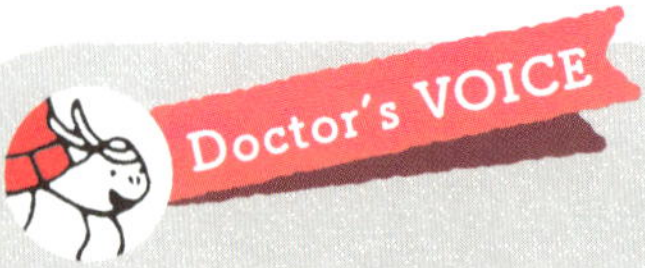

自己愛性パーソナリティ障害は人間の普遍的な自尊心の病

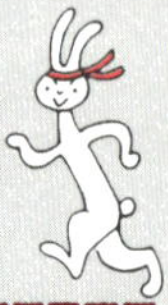

「『山月記』の虎こそが、私自身の姿です」

中島敦の『山月記』をご存じでしょうか。

若い頃から秀才の誉れ高く、出世の道を約束されていた男が、詩人としての名声を望んだがかなわず、虎に姿をかえてしまったという不思議な話です。

じつは患者さんが「あの虎の姿こそ、私自身なのです」と、教えてくれたことがあります。

主人公李徴は、自分を詩の天才だと思い込み、世間の「俗物」とともに働こうとはしません。一方で、詩の才能を否定され、自尊心が傷つくのを恐れ、努力して才能を磨こうともせず、人づき合いも避けるようになります。

彼の心に棲むのは「臆病な自尊心」と「尊大な羞恥心」という猛獣。それを制御できず「飼い太らせて」しまった結果、ついには、外形までが、心と同じ虎の姿にかわっていたという話です。

傷つきやすい自尊心と、人を見下しながら、自分が見下されることを極度に恐れる心の苦しみは、障害の病理そのものです。

歴史的な音楽家や作家も障害を抱えていた

歴史的な音楽家や作家にも、強い自意識や、完璧へのこだわりなど、障害の特徴がみられることがあります。指揮者カラヤンは、極度に映像や録音をチェックし、完璧なものしか聞かせませんでした。目をつぶって指揮をしていたのは、オーケストラとの交流を拒絶し、自分の音楽に浸っていたからという説も。

また三島由紀夫は、弱々しい己の肉体を嫌い、筋肉の鍛錬に執着しました。こうした芸術方面で活躍する人にも、障害の特徴を垣間見ることができます。

Part2

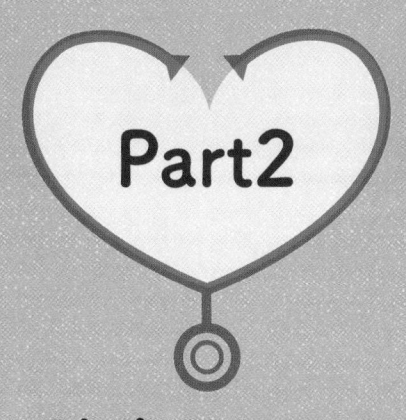

障害のしくみ

「いつも自分以上でなければならない」強迫観念が引き起こす

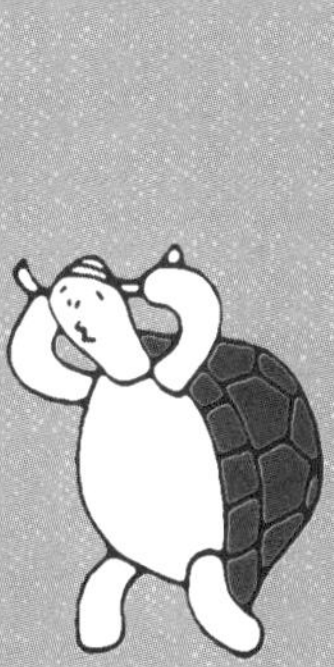

「思い描く自分」と「とりえのない自分」

病理的な自分しかいない

健全な人の心のなかには、誰の目を気にすることもなくいられるありのままの「等身大の自分」が存在します。ところが、自己愛性パーソナリティ障害の人にはそれがありません。「思い描く自分」と「とりえのない自分」という、ふたつの病理的な自分しか存在しないのです。

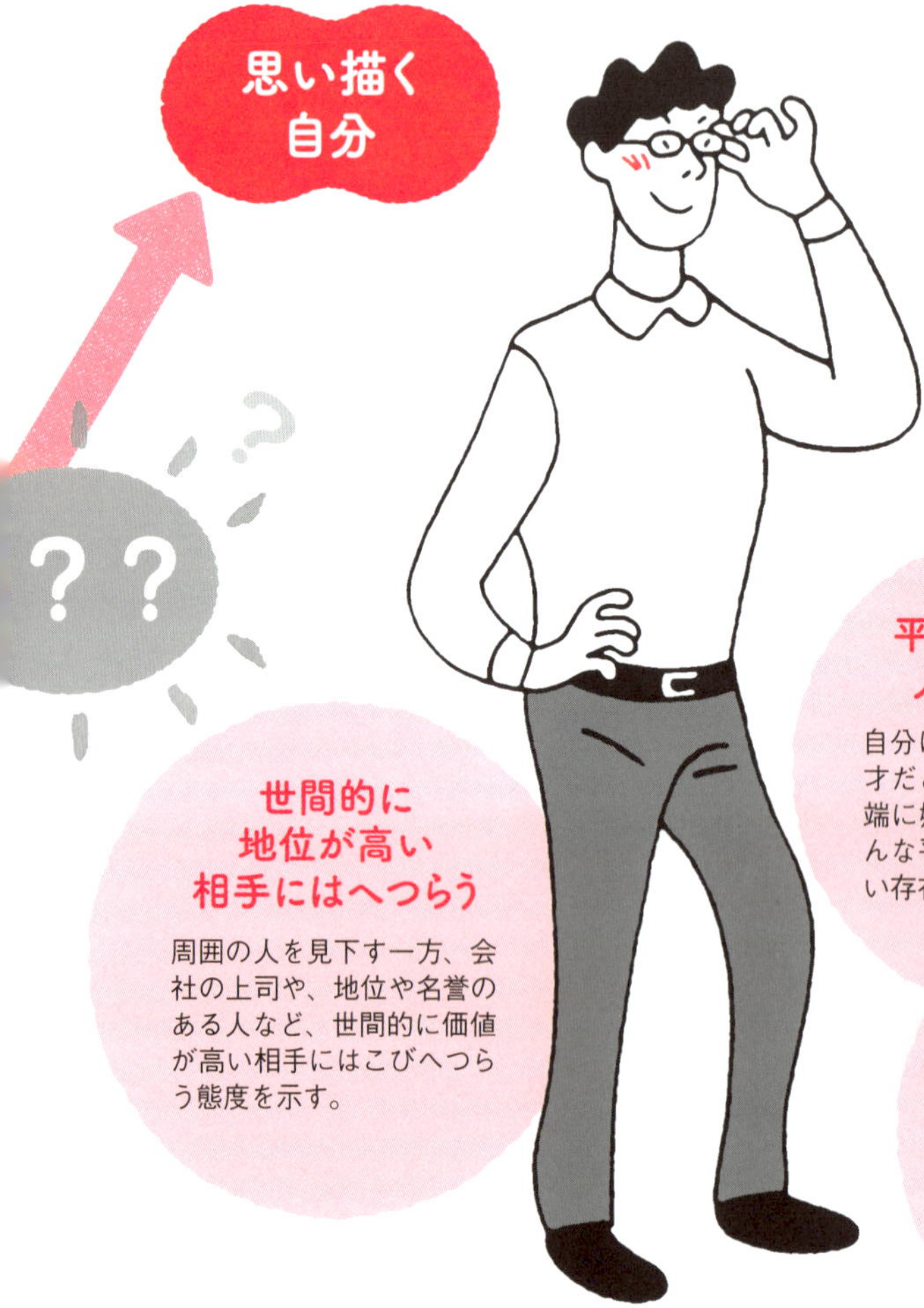

平凡で平均的な人間を見下す

自分は非凡な能力をもつ天才だと思い込み、平凡を極端に嫌う。ふつうの人はみんな平均で平凡、つまらない存在だと見下している。

世間的に地位が高い相手にはへつらう

周囲の人を見下す一方、会社の上司や、地位や名誉のある人など、世間的に価値が高い相手にはこびへつらう態度を示す。

仰ぎ見られるべき存在だと思っている

自分のことを、人から賞賛の眼差しで仰ぎ見られるべき存在だと考えている。人々から、拍手喝采を受ける姿を思い描いている。

鏡合わせのように存在するふたつの偽の自分

「思い描く自分」と「とりえのない自分」は鏡合わせのように存在します。この障害の人は、幼少期に「とりえのない自分」をつくりあげます。他人を嫉妬と羨望の感情で見上げる、コンプレックスの塊のような自分。それを打ち消そうと、自尊心を肥大させ、万能で理想的な自分を思い描くようになります。「思い描く自分」は平凡を嫌い、賞賛を求めます。中心にあるべき「等身大の自分」はいません。心には偽の自分しかいないのです。

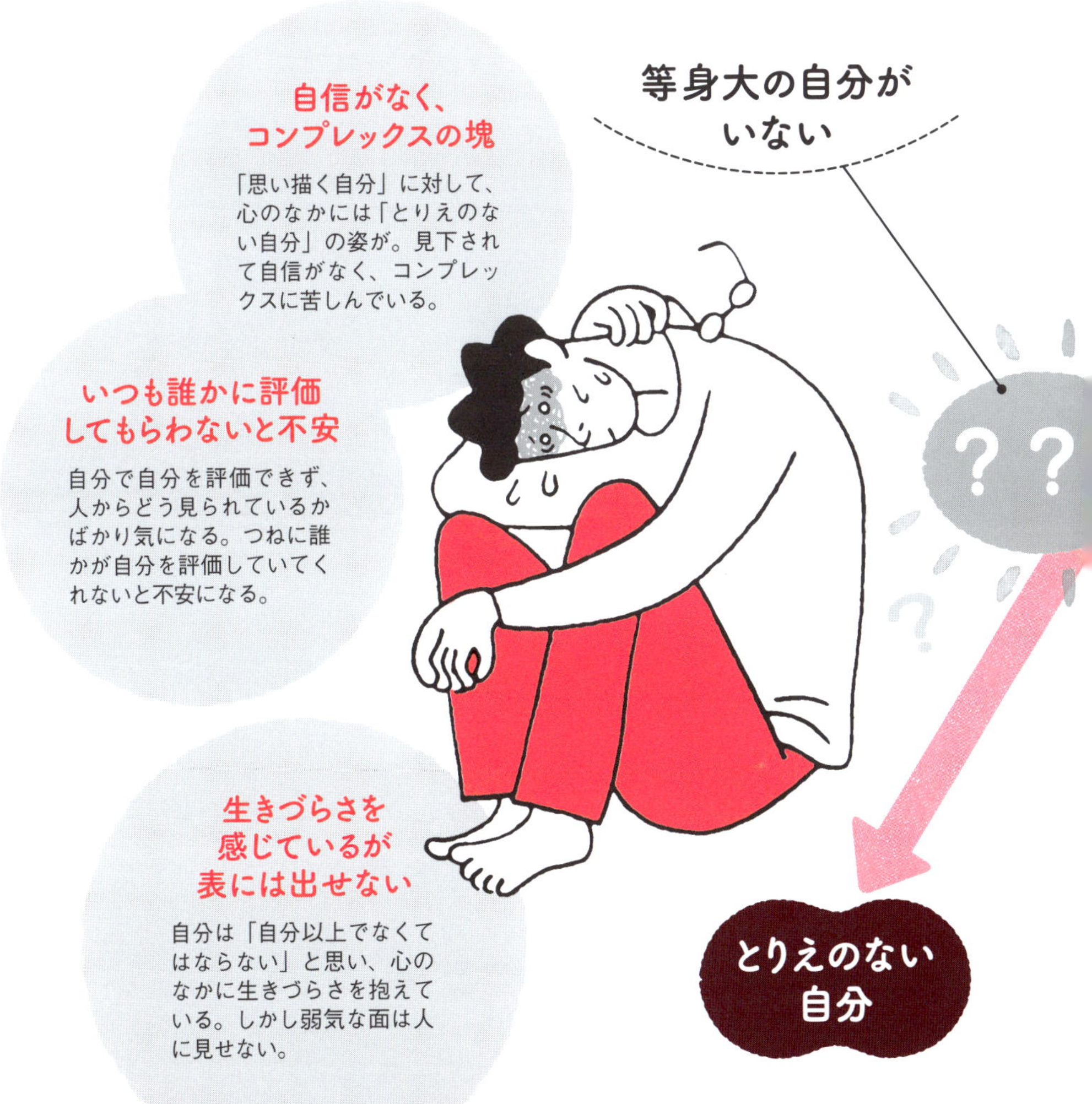
自信がなく、コンプレックスの塊
「思い描く自分」に対して、心のなかには「とりえのない自分」の姿が。見下されて自信がなく、コンプレックスに苦しんでいる。
いつも誰かに評価してもらわないと不安
自分で自分を評価できず、人からどう見られているかばかり気になる。つねに誰かが自分を評価していてくれないと不安になる。
生きづらさを感じているが表には出せない
自分は「自分以上でなくてはならない」と思い、心のなかに生きづらさを抱えている。しかし弱気な面は人に見せない。
等身大の自分がいない
??
?
とりえのない自分

強迫観念が行動の引き金。挫折に弱く、立ち直れない

着陸装置のないジェット機のような自分

自己愛性パーソナリティ障害の人は着陸装置のないジェット機。つねに自分以上でなければならないという強迫観念に駆られ、行動します。人から認められているうちは、高みに向けて突き進みます。ひとたび失敗し、挫折すると、機体は急降下。「等身大の自分」という着陸装置がないために、軌道修正できず、墜落してしまうのです。

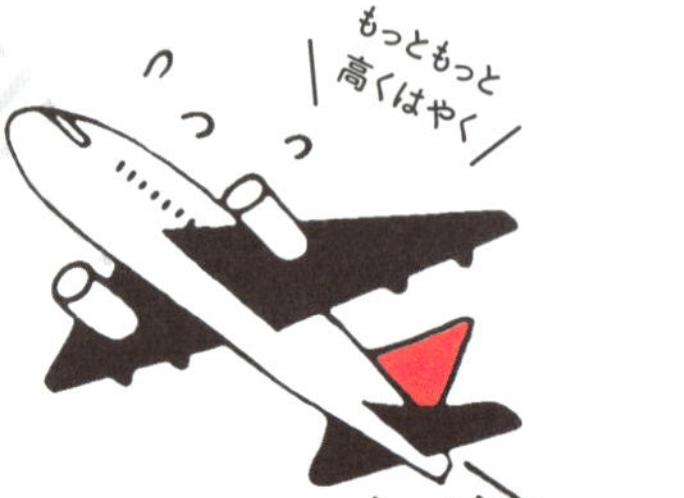
もっともっと
高くはやく

「思い描く自分」に近づくために突き進む

つねに人から賞賛を浴びなければならないという強迫観念を抱き、仰ぎ見られる自分に向かってがんばる。神の恩寵を一身に受けているような自己像をもつ人もいる。

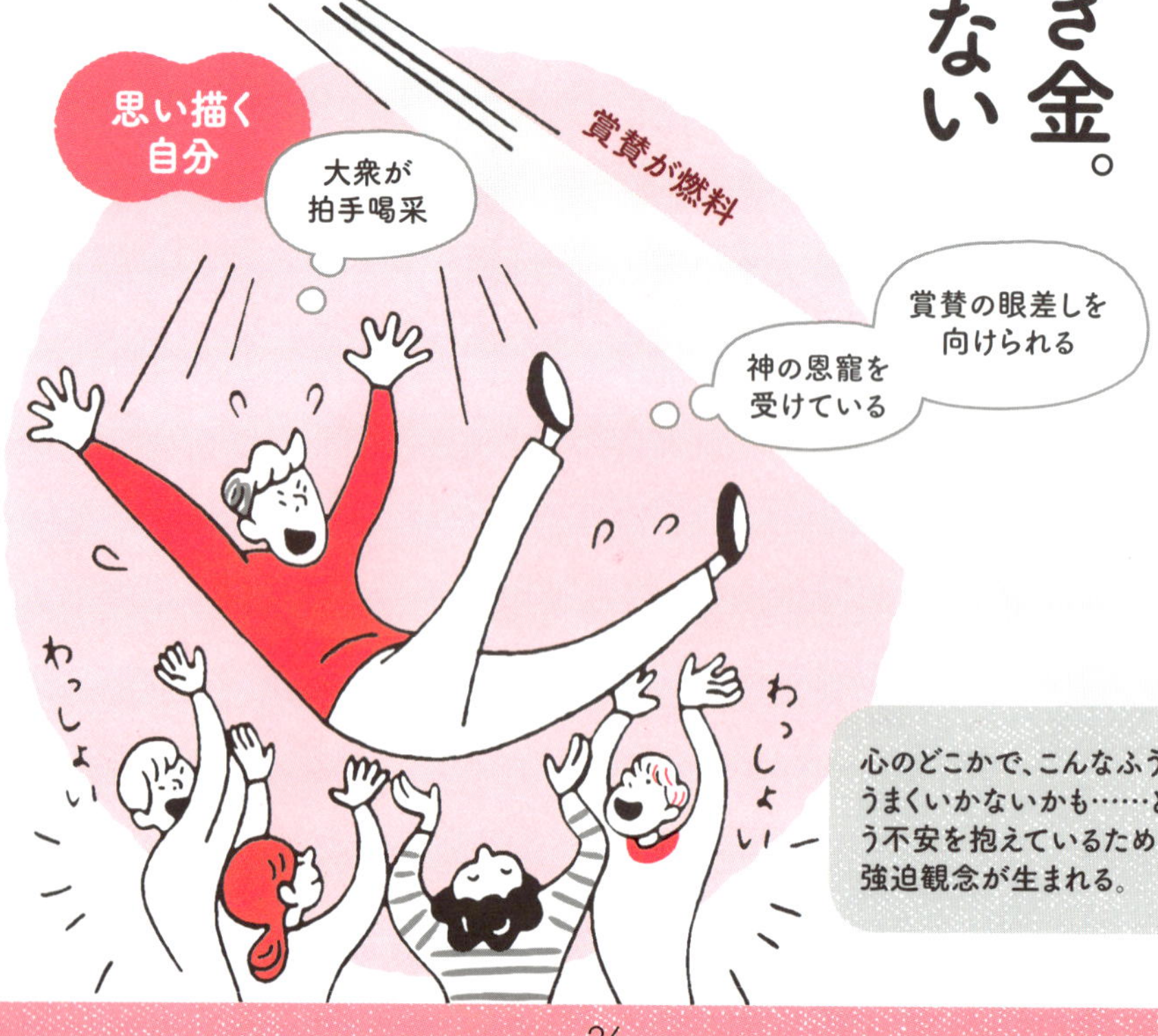
思い描く自分
賞賛が燃料
大衆が拍手喝采
賞賛の眼差しを向けられる
神の恩寵を受けている
わっしょい
わっしょい

心のどこかで、こんなふうにうまくいかないかも……という不安を抱えているために、強迫観念が生まれる。

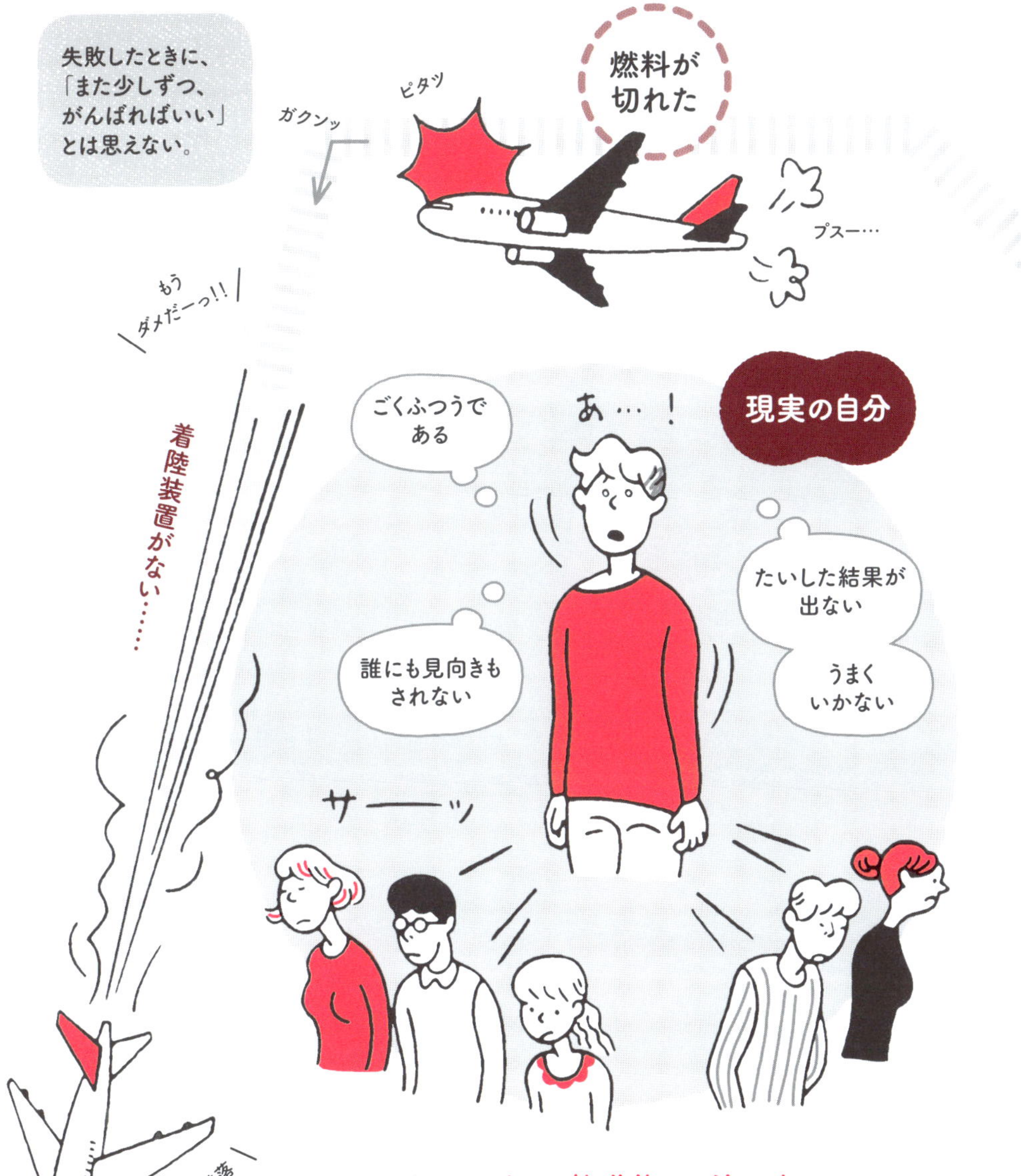
失敗したときに、
「また少しずつ、
がんばればいい」
とは思えない。
ガクンッ
ピタッ
燃料が切れた
プスー…
もう
ダメだーっ!!
着陸装置がない……
ごくふつうである
あ…！
現実の自分
たいした結果が出ない
誰にも見向きもされない
うまくいかない
サーッ
墜落

失敗したときに、軌道修正がきかない

失敗しても、やり方や目標を見直して現実的な解決策を見出せばいい。しかし、「等身大の自分」がないため軌道修正できず、一気に墜落。「とりえのない自分」に苦しむ。

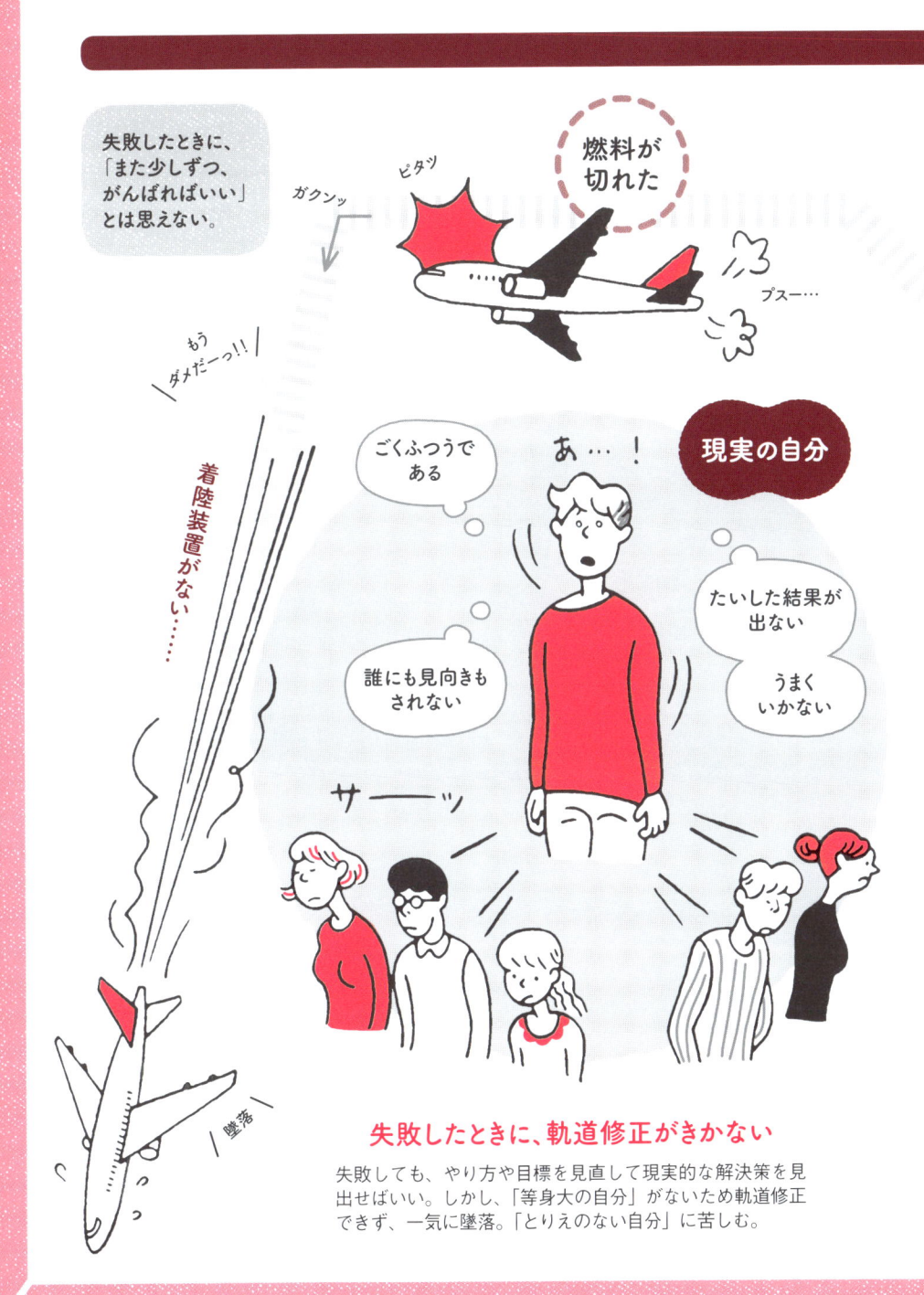

偽の自分とは

「等身大の自分」の不在がふたつの偽の自分をつくり出した

自己愛性パーソナリティ障害がある人の心のなかには「思い描く自分」と「とりえのない自分」しかいません。誰にでも、理想的な自己像と、ダメな自己像とがあるものです。しかし、健康な人の心の中心には、必ずありのままでいられる「等身大の自分」が存在します。自己愛性パーソナリティ障害の人には、この「等身大の自分」がいないのです。

「等身大の自分」がいないため不安でいっぱい

「等身大の自分」とは、他人の評価によって左右されない、ありのままの自分です。見栄や虚勢を張る必要のない自分であり、卑下する必要のない自分です。「等身大の自分」があることで、人は安心して生きることができます。自分の価値基準でものごとを判断し、たとえ挫折しても、自分に立ち返り、やり直すことができます。

一方「等身大の自分」がいないと、つねに不安を感じながら生きることになります。自分というものがないため、価値基準は他人に頼らざるを得ません。他人の目が気になり、失敗は許されないという強迫観念に駆られます。「等身大の自分」という中心を欠いているため、心のなかは不安でいっぱい。不安によってまず、自分はなにもできないダメな人間なのだという「とりえのない自分」がつくり出されます。

しかし「とりえのない自分」だけを抱えて生きるのは困難です。不安を払拭するために、自己防衛本能から、理想的で誇大的な自分を思い描くようになります。自分は優秀で特別、賞賛されるべき存在だと、幼い頃から無意識のうちに思い込むようになってしまったのです。

「思い描く自分」と「とりえのない自分」しかいない

「思い描く自分」は、人生が順調なときは、自信満々で傲慢、周囲の人を凡人だと見下しています。ところが、ひとたびつまずき、自尊心が傷つけられると、「とりえのない自分」が姿を現し、自分自身が見下される存在になります。健康な人は、挫折しても「等身大の自分」に立ち返り、新たな目標を立て直し努力したりします。自己愛性パーソナリティ障害の人は、自分が生み出した偽の自分だけで、立ち返るべき「等身大の自分」がありません。そのため挫折しても軌道修正できないのです。

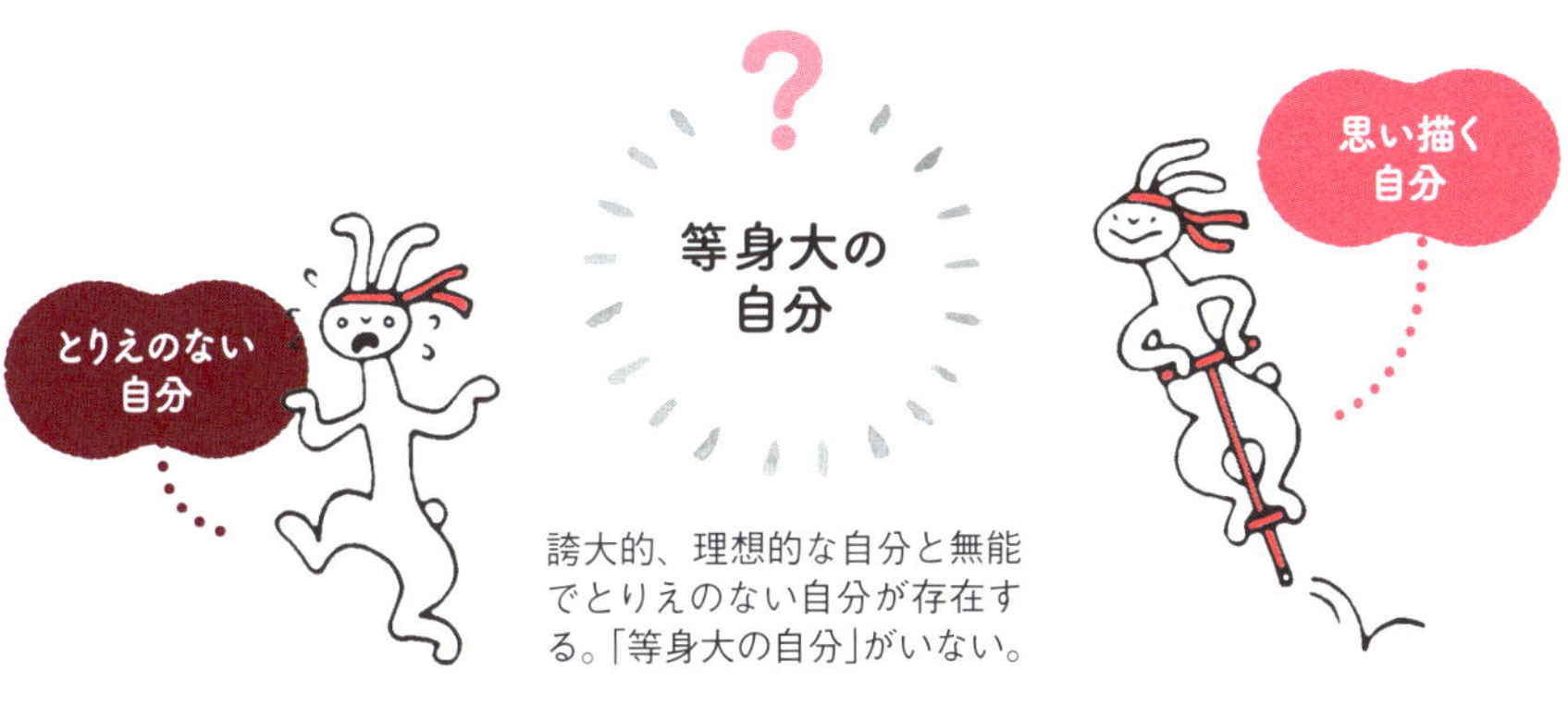

誇大的、理想的な自分と無能でとりえのない自分が存在する。「等身大の自分」がいない。

障害の背景

親に大切にはされたが、無条件に愛された感覚がない

自己愛性パーソナリティ障害の人に「等身大の自分」が欠如している背景には、母子関係の問題があります。母親との関係において、つくられるべき正常な自己愛を、つくりそこねてしまったのです。

無条件の愛を知らないので、「愛」をイメージできない

自己愛性パーソナリティ障害の人に、親子関係について尋ねると、「大切にされたかもしれないけれど、愛されたかどうかはわからない」「愛という言葉の意味はわかるが、イメージできない」と答える人もいます。**「愛」をイメージできないとすれば、その人は無条件に愛されたことがないか、その経験が不足していると考えられます。**ほとんどの場合、人にとって最初の無条件の愛は、母性愛です。母親から掛け値なしに愛されることで、人は自分を肯定できるようになり、「自己愛」が育ちます。そして、正常な自己愛が育ってはじめて、「等身大の自分」が生まれます。

「愛すること」がイメージできない

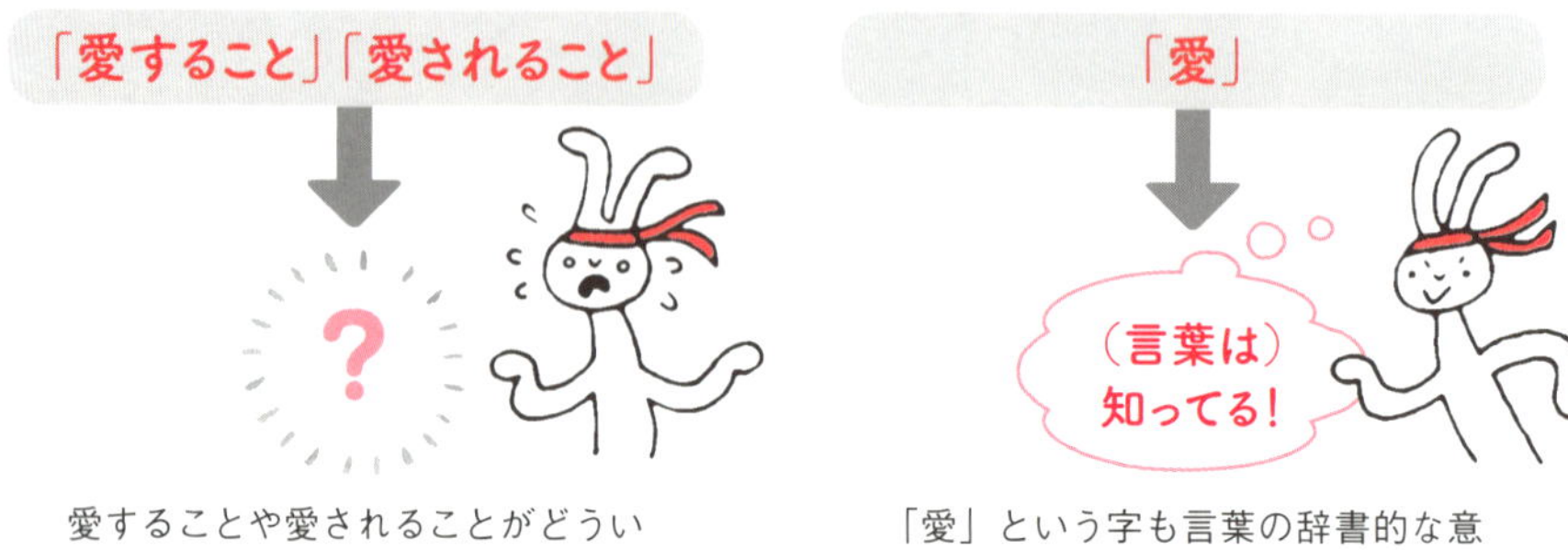
「愛すること」「愛されること」

?

「愛」

（言葉は）

知ってる！


愛することや愛されることがどういうものかはイメージできない。

「愛」という字も言葉の辞書的な意味も理解はできる。

健全な自己愛が育たず、自分も人も愛せない

自己愛性パーソナリティ障害の人には「親は自分に計算や打算が働いている」「自分が認められるには条件がいる」「生まれてきてごめんなさいという感覚がいつもある」と訴える人がいます。無価値感、自己不信が、きょうだいへの嫉妬や羨望と一緒になっていることもあります。

いずれの場合も、母親が愛情に明確な条件をつけていたかどうかは問題ではありません。無意識の期待を子どもが敏感に感じたり、時代や社会的背景が影響したりする場合もあるからです。親は子どもの能力に期待し、「あなたのため」とよりよい結果を要求します。甘えより、一人前になることを求めます。子どもは、なにかしないと愛されないのだと感じ、甘えるかわりにできることの証を見せ、愛を得ようとします。

このプロセスにより、自分がなにをしても無力だと感じるようになり、自分が消えてしまうのです。母親の期待は、やがて他人の期待にかわり、自己愛の構造はますます強くなっていきます。

自己愛性パーソナリティ障害は、自己を愛する病ではなく、正常な自己愛が獲得できなかったための「自分を愛せない病」なのです。自分を愛せないということは、つまり「人を愛せない病」でもあるのです。

「愛されるための条件」に相当する親の発言

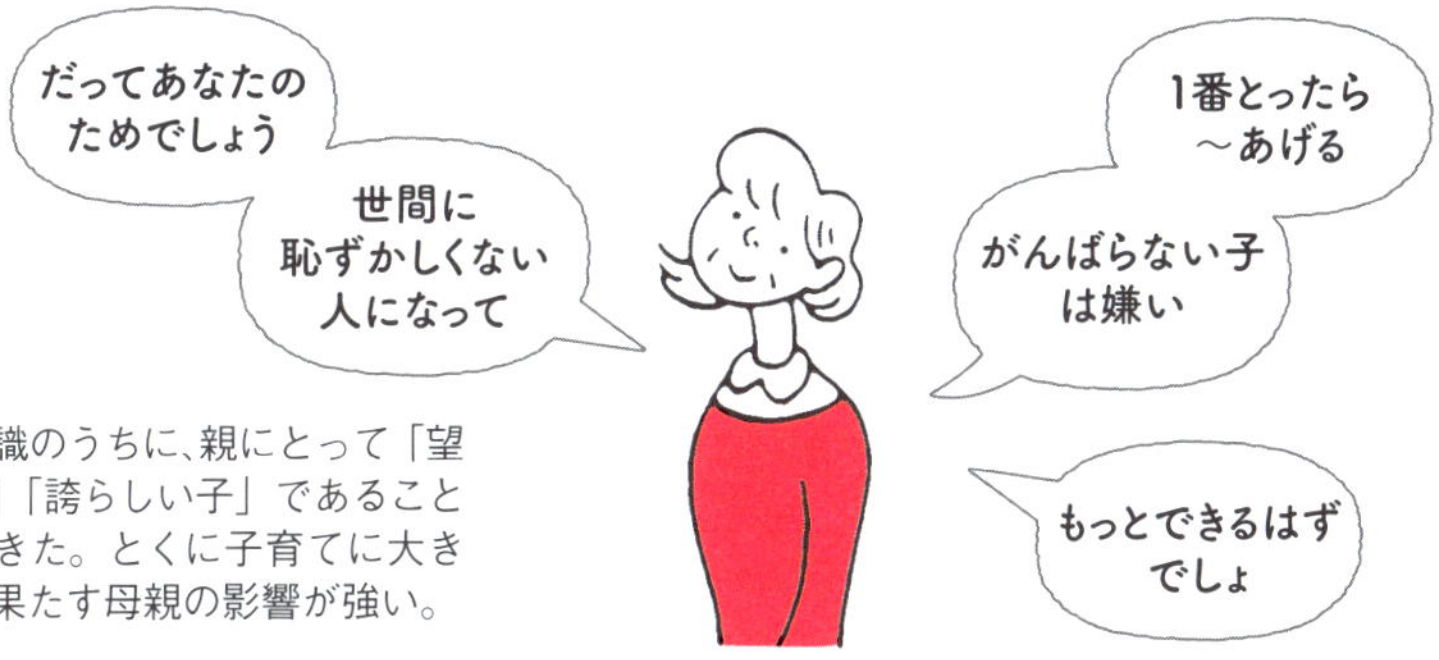

だってあなたのためでしょう
世間に恥ずかしくない人になって
1番とったら～あげる
がんばらない子は嫌い
もっとできるはずでしょ

親は無意識のうちに、親にとって「望ましい子」「誇らしい子」であることを求めてきた。とくに子育てに大きな役割を果たす母親の影響が強い。

思考パターン

目に見える価値しか信じない。結果が得られないと意味がない

自己愛性パーソナリティ障害の人は、ものの捉え方や考え方に強い偏りがあります。なかでも特徴的なのが、価値観です。

他人が見てわかる価値以外は意味がないと感じる

一般に価値観とは、人が人生で大切と感じるもの。それがよいと信じ、自分もそれに近づこうと努力することで、生きる原動力にもなります。

価値には大きく分けて「内的価値」と「外的価値」があります。内的価値とは、自分で評価し、自分にしか見えない価値。勤勉さや誠実さ、やさしさなど、客観的評価が難しく、人と共有できない信念や美学に近いものです。一方外的価値とは、学歴や収入、外見など、他人が評価する価値。人から「すごい」と言われることが価値基準になります。

誰でも、自分はこうありたいという内的価値をもちながら、人からどう思われるかという外的価値も無視できず、多くはふたつの価値観のバ

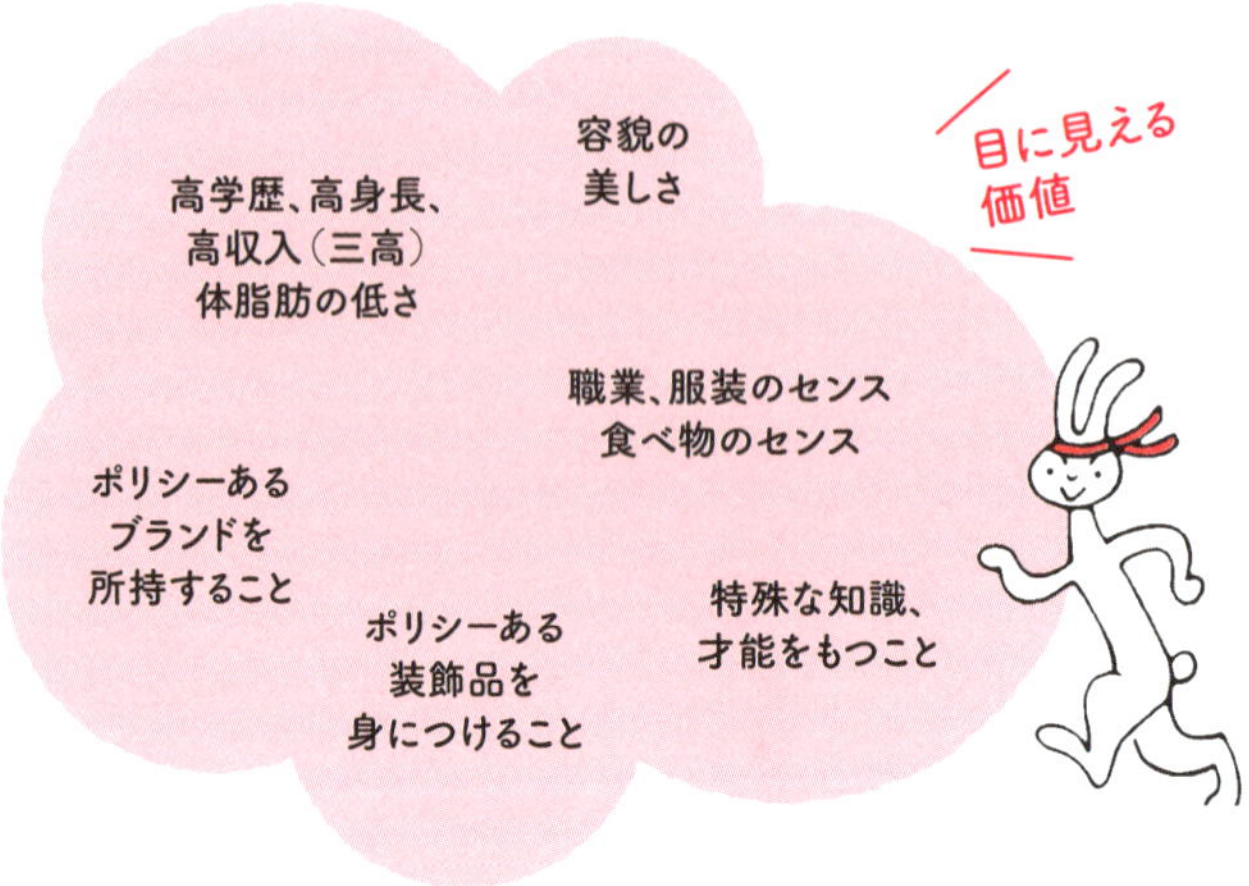
目に見える価値
容貌の美しさ
高学歴、高身長、高収入（三高）体脂肪の低さ
職業、服装のセンス 食べ物のセンス
ポリシーあるブランドを所持すること
ポリシーある装飾品を身につけること
特殊な知識、才能をもつこと

外的価値

他人の評価を通して見える価値。自己愛性パーソナリティ障害の人が優先し、重視する。

ランスをとりながら人生を送っています。

自己愛性パーソナリティ障害の人は、内的価値が存在せず、外的価値しか信じることができません。このため自分の価値を自分で評価できず、他人が評価してくれないと、自信をもつことができないのです。

いつもオール・オア・ナッシングの考え方になる

ところが、他人の評価は、つねに結果に左右されます。どんなに勉強しても、いい大学に受からなければ、周囲の賞賛は得られません。目標に向かって重ねた努力や、試行錯誤したプロセスの楽しみも、結果がわるければ、価値は無になってしまいます。外的価値の基準は結果主義で、「できたか、できないか」ということだけが重要になります。

外的価値しか存在しない自己愛性パーソナリティ障害の人は、結果だけを気にする「オール・オア・ナッシング」の考え方に陥りがちです。

よい結果が得られているあいだはいいのですが、思い通りの結果が得られないと、すぐに絶望し、一切の努力を止めてしまいます。それが引きこもりや突発的な怒り、強迫性障害などで現れます。また、ポジティブな結果が得られない場合、ネガティブでもいいから人が驚くような行為で万能感を維持しようとし、反社会的行為に走る場合もあります。

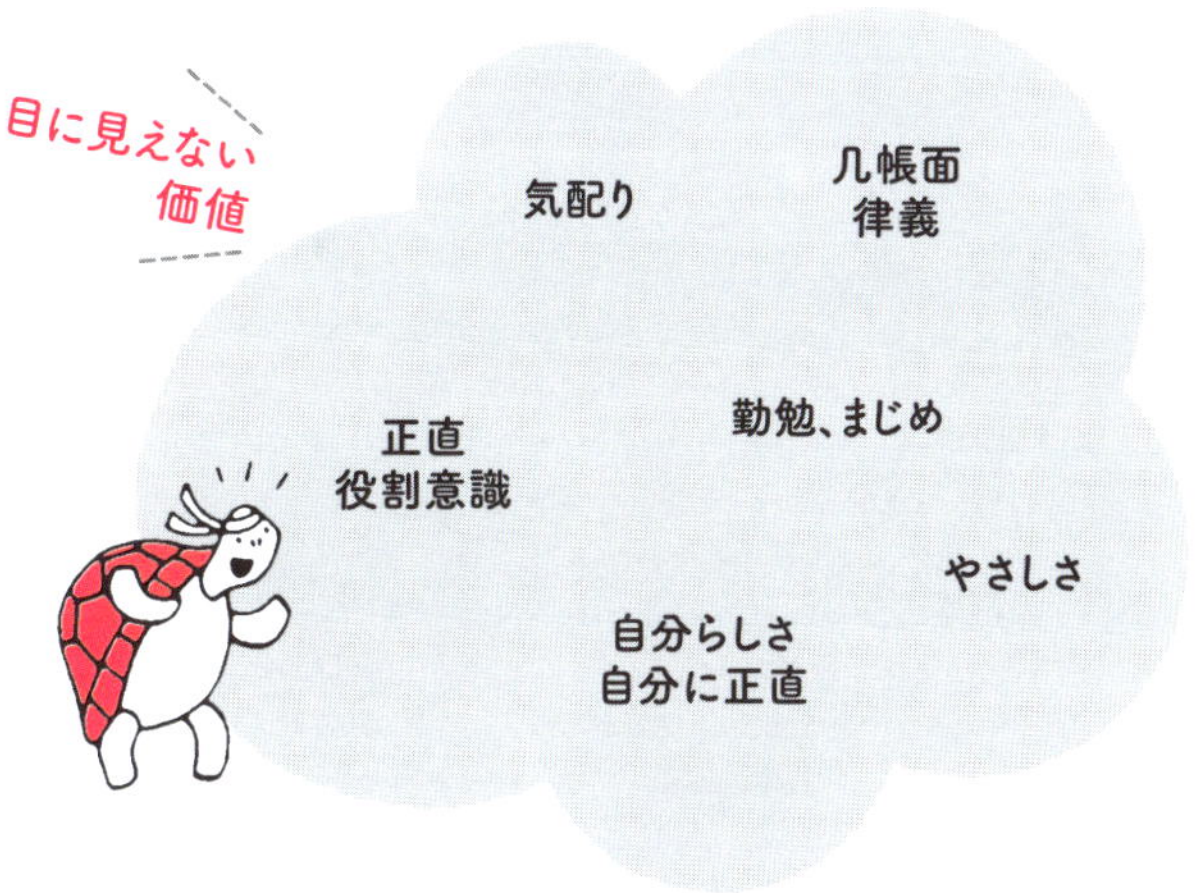
目に見えない価値
気配り
几帳面
律義
勤勉、まじめ
正直
役割意識
やさしさ
自分らしさ
自分に正直

内的価値

自分にしか見えない価値。他人が評価できない価値観は、自己愛性パーソナリティ障害の人には意味がない。

行動パターン

プロセスに価値はない。コツコツ続ける意味がない

ものごとを成し遂げるためには、努力を積み重ねる必要があります。ところが、自己愛性パーソナリティ障害の人は、コツコツと地道な努力を続けることが苦手です。

コツコツまじめにやるのは凡人のやることだと思っている

また、自分でものごとを評価する内的価値が存在せず、他人に評価されることしか意味がないと感じ、コツコツやるプロセスには価値を見出すことができません。能力や要領で、ラクに成果が出ているあいだは、自信に満ち、高い自尊心も守られます。

自分は特別な人間で、コツコツ努力するのは凡人のやることだと思い込んでいます。しかし、結果が出そうにないと、ますます努力することができなくなります。最終的に、残る選択肢はどんどん失われていくという生き方に陥ってしまいます。

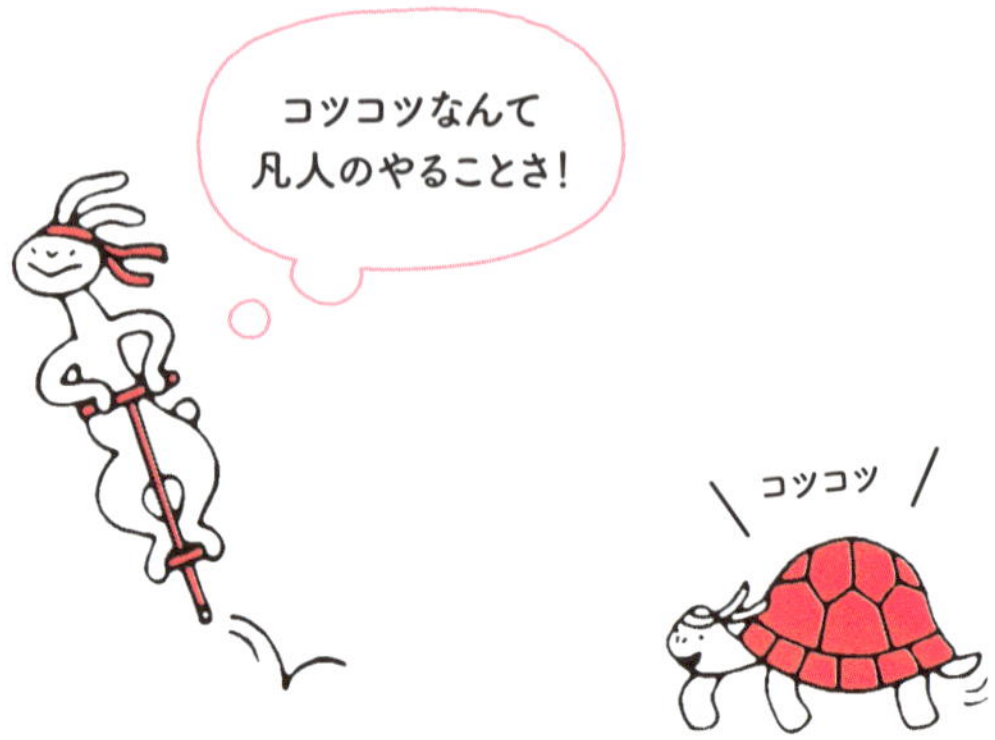
コツコツなんて
凡人のやることさ!
コツコツ

理想

コツコツと地道な努力をして時間をかけることは心の底から「バカみたい」だと感じる。「思い描く自分」は優秀だからプロセスを飛ばしても結果を得られると思っている。

凡人に追い抜かれそうになると、やめてしまう

成長するにつれて、ますます努力をしないと結果は得にくくなっていきます。ところが、自己愛性パーソナリティ障害の人は、それでも努力をすることができません。あくまで「努力は凡人のすること」で、自分のような特別な人間のすることではないと思ってしまうのです。

内的価値がないため、プロセスそのものに楽しみを見出せないということも影響しています。

一方で、努力をしている友人などを見ると、「もしかしたら、自分が努力しても、彼らにかなわないかもしれない」という不安が心をよぎります。いままで見下していた友人から見下される自分の姿を思い描き、高い自尊心が傷つくことを極度に恐れます。

このようなときに自己愛性パーソナリティ障害の人がとりがちな行動は、努力ではなく「不戦勝」。地道な努力をして負けるよりも、あえて努力せず、戦わないことを選びます。周囲から見ると引きこもりでも、本人の心のなかでは「栄光ある撤退」。万能感を守るための選択なのです。「不戦勝」でなくて「不戦敗」だということには、治療が進まなければ気づくことができません。

現実

現実の世界では、コツコツがんばっている人のほうが結果は出やすい。自分がうまくいっていないことに気づいたとき、現在とり組んでいることから、すぐに逃げ出そうとする。

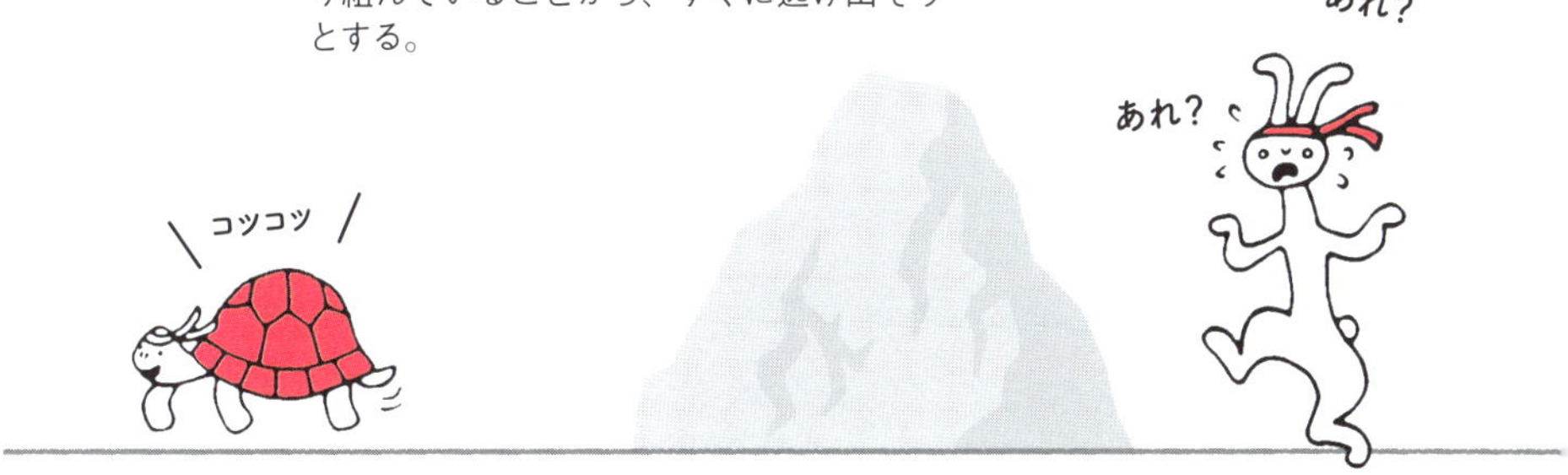

人間関係のパターン

人との関係は「見下す」か「見下される」か、その2択しかない

自己愛性パーソナリティ障害は、さまざまな心の病となって現れますが、なかでも多いのが、対人関係でのトラブル。このトラブルを生んでいるのが、障害特有の人間関係のパターンです。

他人とは対等の関係になれず、競争相手になってしまう

かつて、ある政治家がこんなことを口にしていました。

「この世のなかには、敵か家族か使用人しかいない」

じつはこの言葉には、自己愛性パーソナリティ障害の対人意識が、はっきりと浮き彫りにされています。この障害をもつ人は、人と対等な関係を築くことが難しいのです。他人は勝つか、負けるかという競争相手、つまり「敵」であり、見下すか、見下されるかという上下関係、つまり「使用人」でしかありません。他人とはつねに競争関係にあるため、見下されまいと高圧的な態度をとりがちです。友だちといても、つねに勝

3つの関係しかない

人間関係のパターンは、他人に対しては上か下かだけ。家族は特別で、自分の延長線上に捉えることが多い。

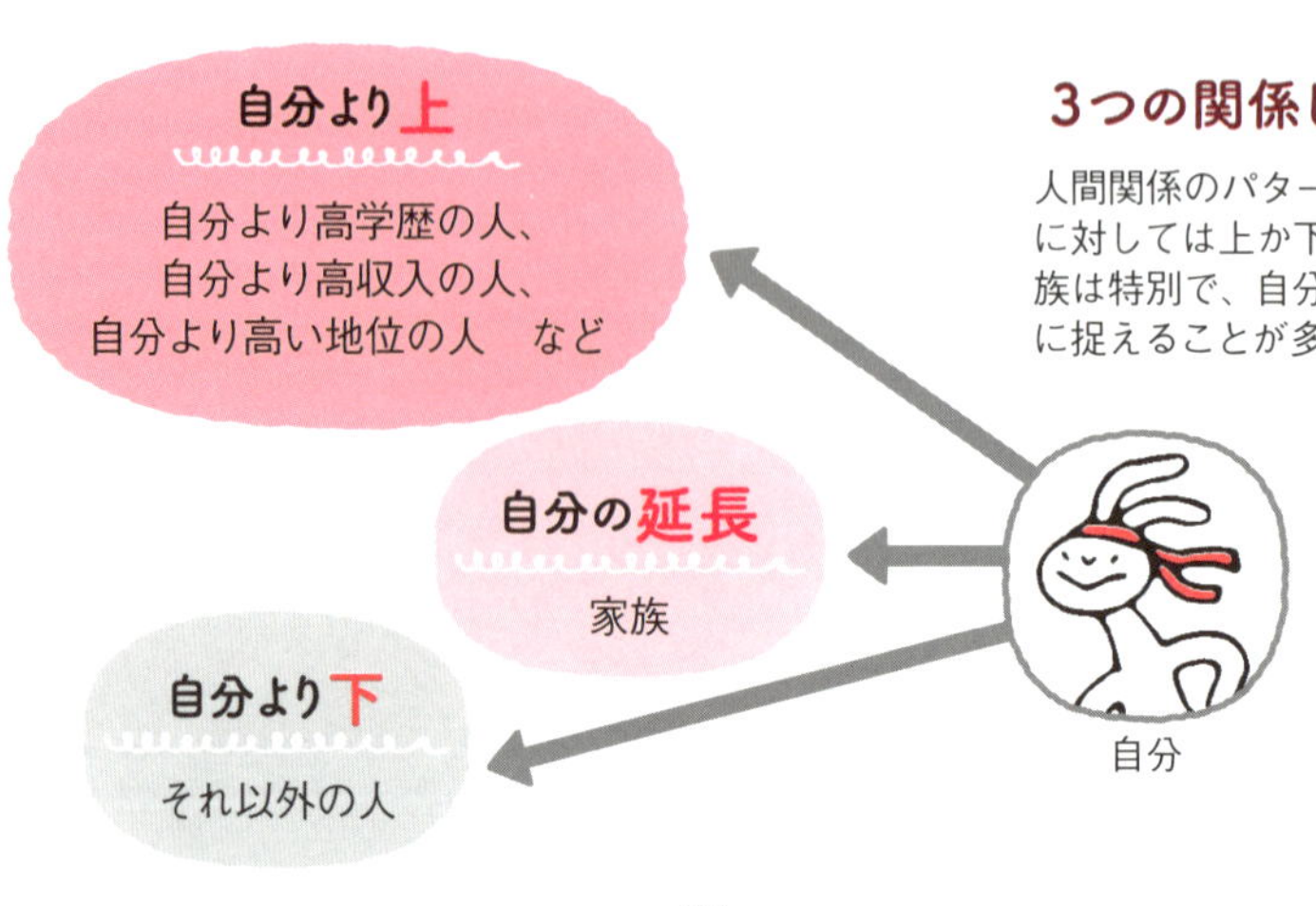
自分より上
自分より高学歴の人、
自分より高収入の人、
自分より高い地位の人　など
自分の延長
家族
自分より下
それ以外の人
自分

ち負けを意識し、気の休まることもありません。

一方、家族については、自分の延長線上にあると見て、自分とともに光り輝く存在だと考えます。事実、自分の家族を「ロイヤルファミリー」と表現した人さえいます。

圧倒的に「上」だと認める相手にへりくだる

自己愛性パーソナリティ障害の人にとって、ほとんどの他人は敵か使用人です。ただ、自分よりも圧倒的に「上」だと認める人に対しては、卑屈なまでにへりくだります。

「上」だと認めるのは、外的価値のある、周囲から高く評価されている人。学歴や社会的地位の高い人、多くの人から賞賛や尊敬を集めている人などです。例えば、会社で高い役職にある人の前ではこびへつらい、過剰に崇拝します。しかし失望すると、評価を徹底的に下げます。

その一方で、部下に対してはあからさまに見下した態度をとり、自分の思い通りに動かないと、暴言や暴力などパワハラのような行為に及ぶこともあります。けれども、社内で力のある人の前では上手に立ちふるまい、優秀な社員だと見られる場合が多いため、問題が生じてもなかなか表面化しにくいケースもあります。

対人関係でやりがちなこと

- □相手を見たときになめられないように高圧的にふるまう。
- □なにかしらにつけて、相手より優位に立つことを望んでいる。
- □学歴、収入、勤務先などで相手を格づけしたがる。
- □基本的に尊大な態度をとりたいがとれない相手とはつき合いたくない。
- □自分が認めた「素晴らしい相手」とならつき合いたい。
- □他人といるときはいつも競争で、心穏やかでいられるときがない。

空想の自分

思い描いている自分にはなれないことがわかっている

自己愛性パーソナリティ障害の人は、いつも人から賞賛される自分の姿を思い描いていますが、それが現実ではないこともわかっています。

「思い描く自分」は空想のなかの自分

この障害に特徴的なのは、「思い描く自分」があくまで「空想」のなかの自分であり、「妄想」ではないということです。

妄想の場合には、それが虚構であることに、本人は気づきません。例えば、自分がイエス＝キリストだという妄想をもつ人は、自分はキリストだと心の底から思い込み、実際にキリストのようにふるまいます。どんなに人から否定されても、考えをかえることはできません。

一方、「キリストのような聖者になりたい」というのが、空想です。思い描く姿はあくまでファンタジーで、現実ではないことを知っています。自己愛性パーソナリティ障害の人は、空想だとわかりつつ、自分は

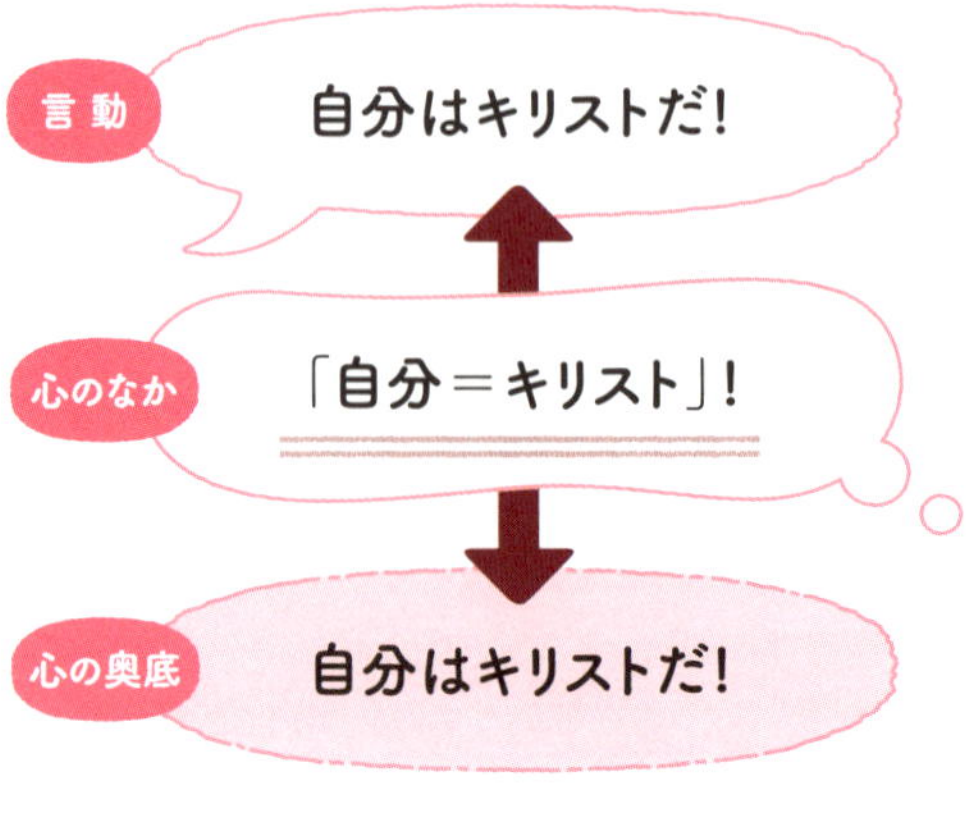
言動
自分はキリストだ！
心のなか
「自分＝キリスト」！
心の奥底
自分はキリストだ！

妄想の自分

疑いようがないほど強い確信をもっている状態を妄想といい、この場合、自分をキリストと同一視している（誇大妄想）。

特別な存在なので、「いつか実現する」と、漠然と思っているのです。人によっては「一流のバイオリニストになる」「有名大学に入る」など、いまの能力とはかけ離れた理想を口にすることもあります。こうした空想は、親や周囲の期待から生まれるケースもみられます。いずれにせよ、多くはそれに見合う努力もせず、空想のなかで理想の自分像をもち続けます。

「思うようにはいかない」という不安が強迫観念を生む

この障害の人は、理想の自分を思い描いているあいだは、それにふさわしい尊大な態度をとり続けます。けれども、心の奥底ではそれが虚構だとわかっていて、実現不可能だと気づいているため、不安があります。

つねに自分以上でなければならないという思いは、強迫観念となって心をおびやかし、他人に対する過剰な要求や極端な言動を生み出します。「もっとやらなければならない」という思いにつきまとわれ、いつもなにかに駆り立てられていて、気が休まることはありません。

そして、思ったような結果が得られず、理想の自分になれない現実をつきつけられると、大きな挫折感に打ちのめされ、最終的に、うつや拒食症などの心の病を発症させてしまうのです。

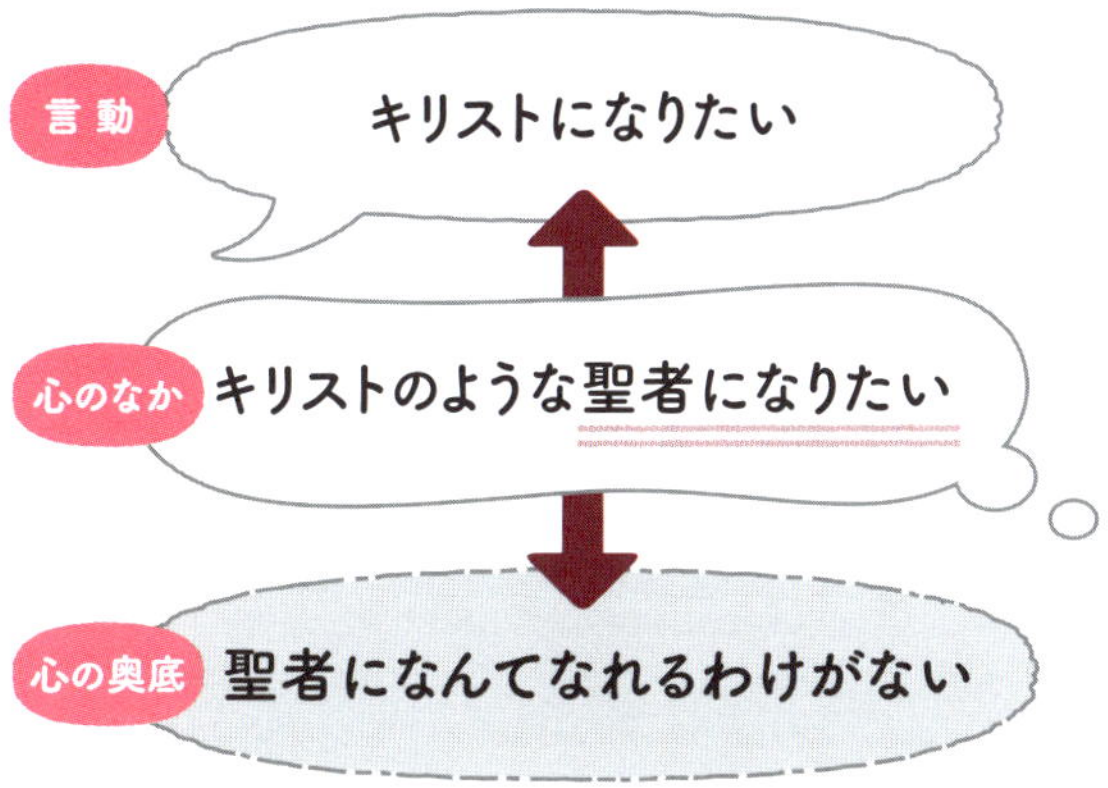
言動
キリストになりたい
心のなか
キリストのような聖者になりたい
心の奥底
聖者になんてなれるわけがない

空想の自分

心の奥底に、思い描いていることが虚構だという自覚がある。自己愛性パーソナリティ障害の人は、理想の自分を空想している。

母子関係からつくられる「自己」

愛されるという感覚があって、はじめて「等身大の自分」ができる

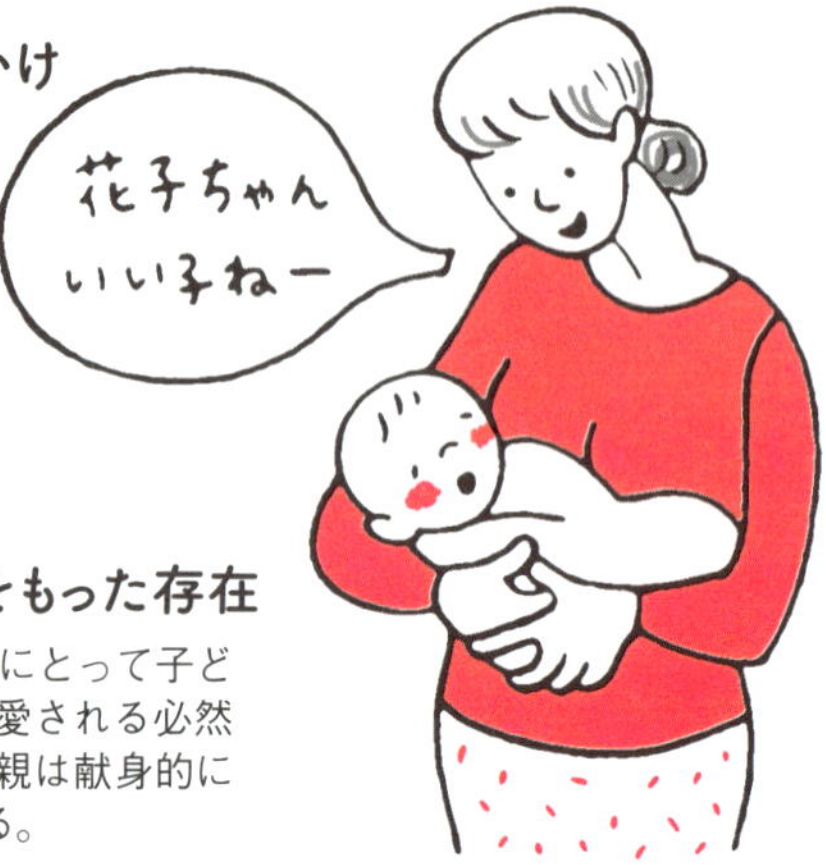

● 母親からの働きかけ

乳幼児の、まだ目も開かない、口もきけないうちから、母親は子どもに「いい子ね」「大好きよ」と語りかけながら育てる。

● 愛される必然性をもった存在

母性本能の働きで、母親にとって子どもは無条件にかわいく、愛される必然性をもって存在する。母親は献身的に子どもを守り、乳を与える。

無条件に愛されることが自己愛の基本

母親の愛を享受することは、子どもにとって「当たり前」であり、「当たり前」であるために安心して生きることができる。「当たり前」感が自己愛のベースになる。

哺乳類の赤ちゃんは、母親に乳をもらわなければ、生きていくことはできません。あらゆる動物の赤ちゃんにとって、乳幼児期の母親は命を握る絶対的な存在。人の赤ちゃんも例外ではありません。

正常な自己愛は無条件の愛で得られる

そもそも哺乳類であるかぎり、赤ちゃんは親から愛されることを前提にして生まれてきます。

母親は、口もきけない赤ちゃんに話しかけ、献身的に世話をします。赤ちゃんの心身は、母子関係を通して健全に発育します。父親も子育てに参加しますが、動物学的には母乳を与える母親の存在が圧倒的です。

愛されるということは、赤ちゃんの身体的苦痛をとり除き、安全と満足をもたらし、自分を関心をもって見つめ、わかってくれる対象、つ

愛し愛されることで自己愛が芽生える

母親や、母親にかわる人物によって愛されることで、子どもは正常な自己愛を獲得することができる。母親が愛し、大切にする自分のことを、自分も好きだと思う。自分もまた母親を好きだと思う。この相互関係によって、周囲の人のことも愛するようになる。

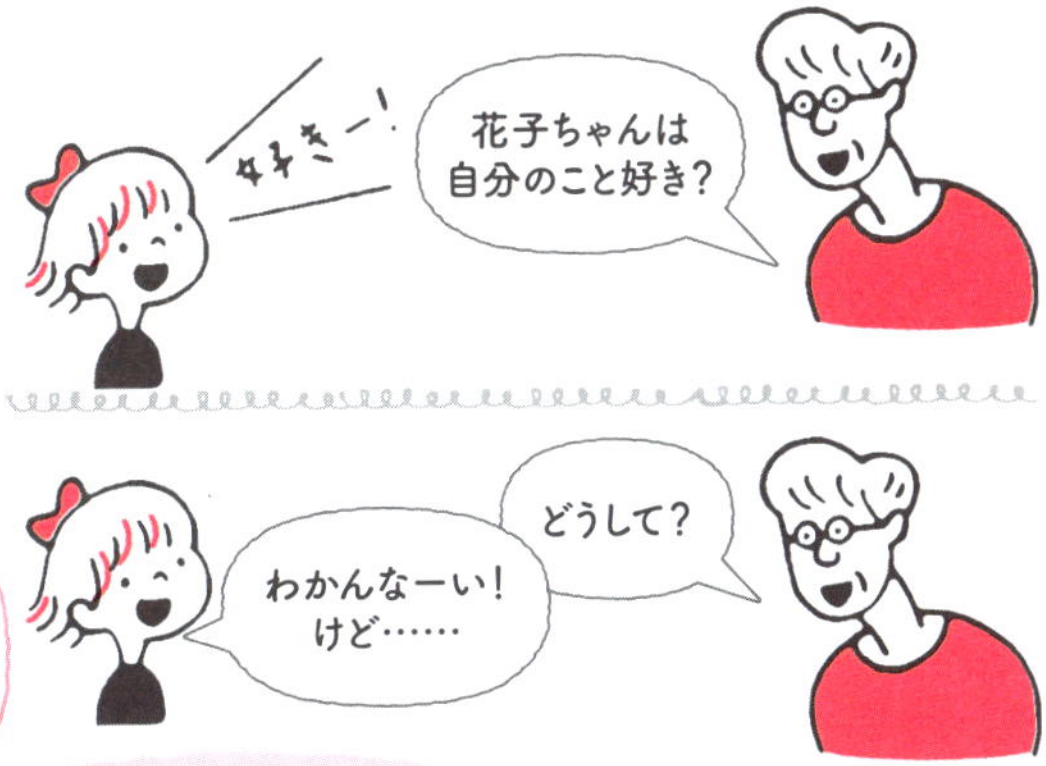
花子ちゃんは
自分のこと好き?
好きー!
どうして?
わかんなーい!
けど……

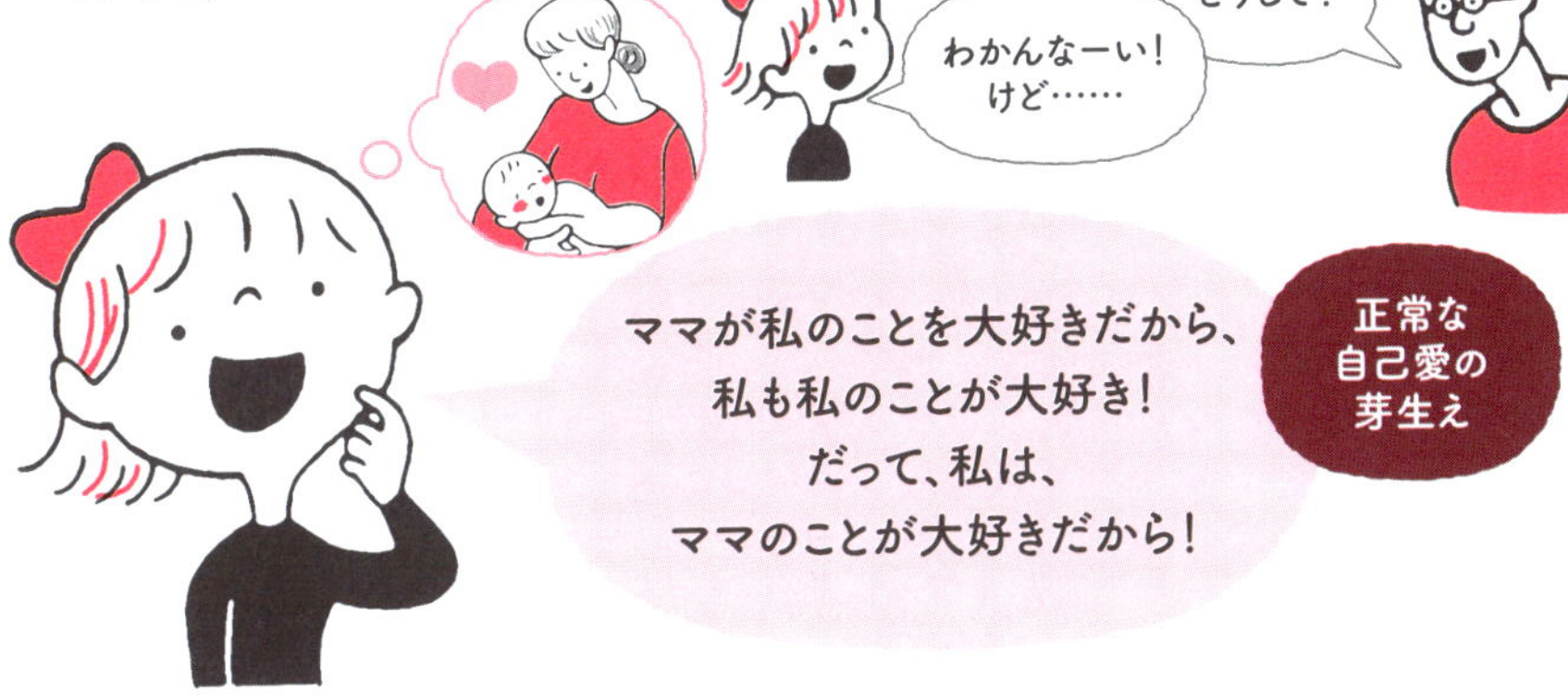
ママが私のことを大好きだから、
私も私のことが大好き!
だって、私は、
ママのことが大好きだから!
正常な
自己愛の
芽生え

まり母親によって与えられるものです。

言語によるコミュニケーションをとる以前の乳幼児期では、母親がお乳を与え、排泄物の不快をとり除き、暖かくしてくれることがなにより重要なのです。この母親の無条件の愛があってはじめて、赤ちゃんは、自分が無条件に愛されるべき存在だという確信を得ます。

自分はなにかができるから愛してもらえるのではなく、ここにいるだけで愛してもらえるという、ありのままの「等身大の自分」がつくられていくのです。

乳幼児期にこの確信を核として、正常な自己愛を獲得し、次の発達段階を迎えます。

子どもにとって母親は、自分を映し出す鏡として機能します。自分がいるだけで母親がうれしそうにすることで、ここにいていいのだと認識します。成長とともに、母親がほめれば、自分がよい子であり、母親が不機嫌になれば、自

自明の愛によって「等身大の自分」は獲得される

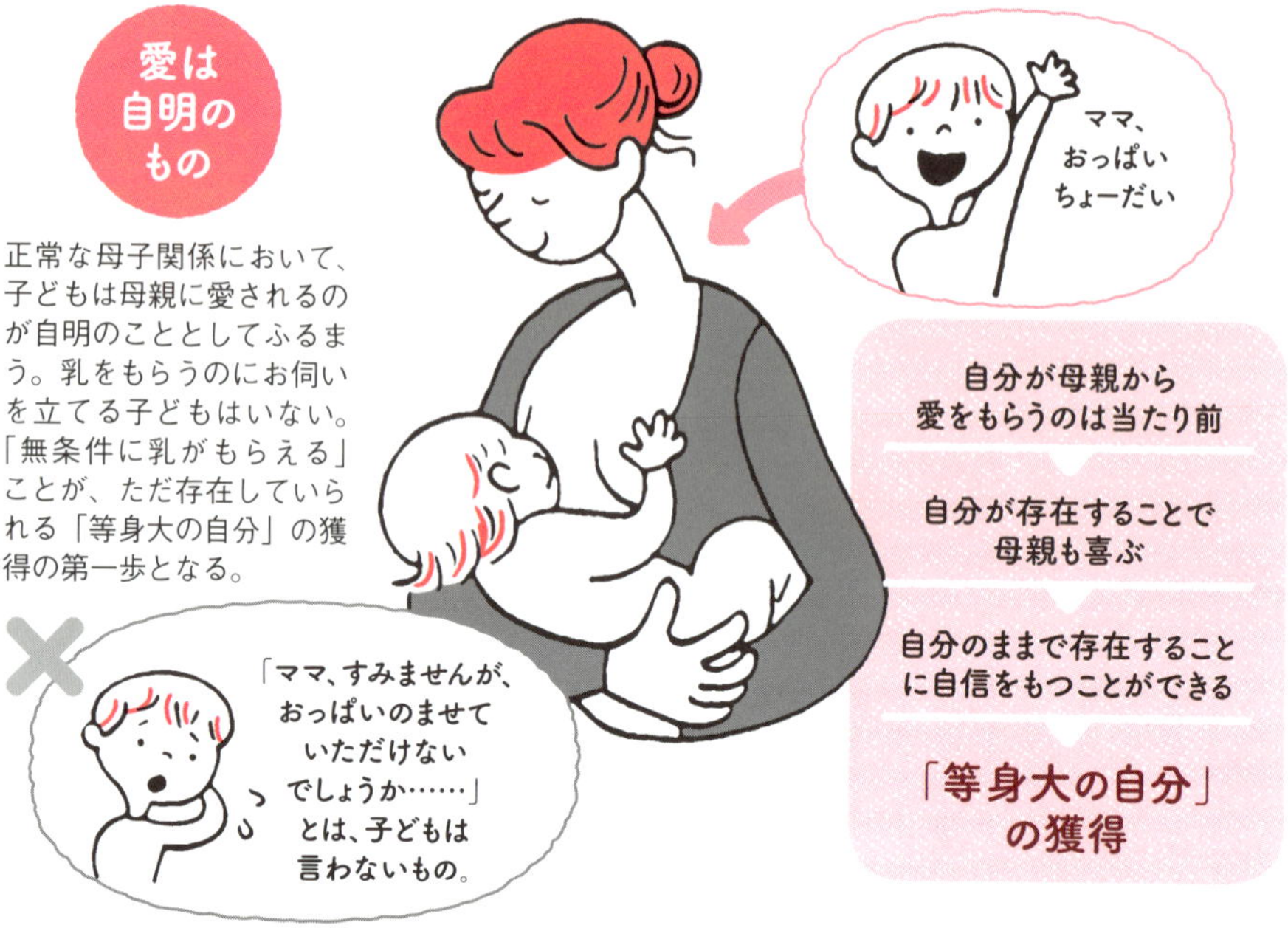
愛は自明のもの
正常な母子関係において、子どもは母親に愛されるのが自明のこととしてふるまう。乳をもらうのにお伺いを立てる子どもはいない。「無条件に乳がもらえる」ことが、ただ存在していられる「等身大の自分」の獲得の第一歩となる。
ママ、おっぱいちょーだい
「ママ、すみませんが、おっぱいのませていただけないでしょうか……」とは、子どもは言わないもの。
自分が母親から愛をもらうのは当たり前
自分が存在することで母親も喜ぶ
自分のままで存在することに自信をもつことができる
「等身大の自分」の獲得

分がわるい子だと学んでいくのです。

つまりそれは、母親のパーソナリティの安定性や周囲のできごとに左右されます。もし母親の精神が不安定だったり、共感性に乏しかったりすると、子どもは混乱してしまいます。

母親がよかれと思って励ました言葉でも、子どもにとってネガティブに働けば、自分がよい子なのかわるい子なのか混乱します。母親の顔色をつねにうかがうようになるのです。

自分の内的な価値を信じることができなくなり、外的な母親の価値や、言動という結果しか信じられなくなります。母親の要求に応えなければ愛されない、という幻想を抱くようになります。そもそも自分は愛されないし、愛される価値がないのだと無力化されていくのです。

自己愛性パーソナリティ障害の人のなかには、「自分は子どもの頃に、甘えることと引きかえに、誇りを手に入れたような気がする」と

証明が必要な愛から「等身大の自分」は獲得できない

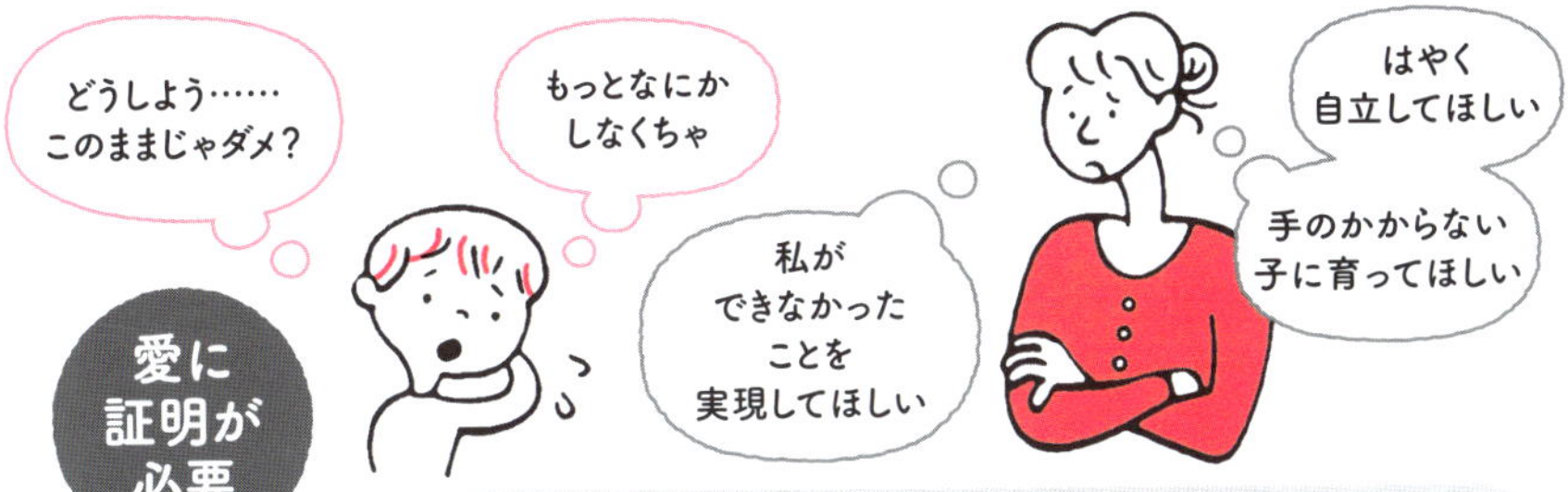
どうしよう……
このままじゃダメ?
もっとなにか
しなくちゃ
私が
できなかった
ことを
実現してほしい
はやく
自立してほしい
手のかからない
子に育ってほしい

愛に証明が必要

母親に愛されるのが自明のことではなくなると、愛されるために証明が必要になる。なにかしなくては、愛が得られない。等身大の自分ではいられない。不安や恐怖を抱えた「とりえのない自分」と、期待に応えようとする「思い描く自分」だけが存在する。

自分が母親から愛をもらうには、なにかしなければならない

↓

自分がただ存在するだけでは母親は喜ばない

↓

見捨てられたらどうしよう / **母親の期待に応えなければ……**

↓

「とりえのない自分」 / **「思い描く自分」**

↓

「等身大の自己」の獲得に失敗

語る人もいます。「とりえのない自分」への無力感と無価値感から自分を守ろうとし、万能感あふれる「思い描く自分」を発展させる道を選びます。愛と甘えを断念した子どもは、自尊心で身を守ろうとするのです。

しかし、その心の内側には不安が渦巻いていて、自己不信がぬぐえません。

母子関係から社会へ。自己愛構造が強化される

成長とともに、鏡の役割は母親から他人、社会へと変化します。母親とのあいだで生まれた自己愛構造は、そのまま社会にも適応されます。

傷つきやすく、社会への恐怖を感じる「とりえのない自分」と、尊大で高圧的な「思い描く自分」だけで、「等身大の自分」はどこにもいません。自己愛性パーソナリティ障害は、正常な自己愛の発達障害だといえるでしょう。

Doctor's VOICE

「自分探し」「価値ある自分」時代が生んだ病でもある

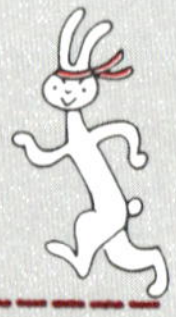

母親だけでなく、社会自体の影響も大きい

この障害が注目されるようになったのは最近のこと。40年ほど前は、病気ではありませんでした。背景にあるのは社会構造の変化です。

日本は経済成長を経て、多くの人が会社に勤める画一的社会になりました。もともと和を重視する日本社会ですが、組織内ではとくに、個性の強い人は「和を乱す」と、敬遠されがちです。

以前は、職人のように、組織に属さず、緩やかなつながりのなかで生きる人は珍しくありませんでした。

しかし、いまは大学を出て会社員になるのが一般的。このため、個性的な人は浮いてしまい、トラブルを生じやすいのです。

さらに、この障害の背景には、結果主義に偏る社会があります。

障害の背景にあるのは、結果至上主義の競争社会

現在、企業は成果主義を掲げ、家庭では学歴という究極の結果主義が教育の柱となっています。

極端な結果主義の行きつく先には、結果が得られずに傷つく人たちの苦しむ姿があります。

一時流行した「自分探しの旅」などは、いまいる自分は仮の姿で、理想の自分が未来のどこかにいるはずだ、と考える結果主義の姿が見えてきます。そのため、いまの自分に身が入らなくなるのです。

今後、社会の結果主義がさらに色濃くなれば、この障害に悩む人は増える一方でしょう。私たちはいま一度、内的価値について考え、結果だけでなくプロセスに意義や喜びを見出す価値観に、立ち戻る必要があるのかもしれません。

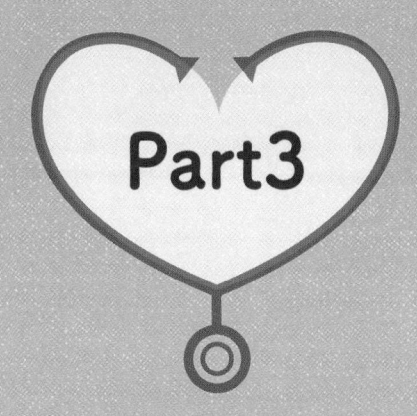

Part3

気づきのレッスン

価値観を見直し、「等身大の自分」をつくり、生きづらさをとり除く

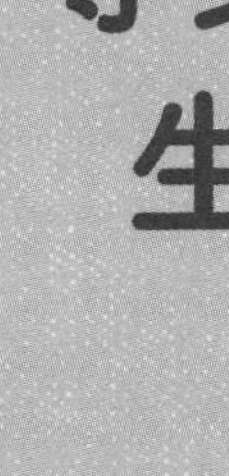

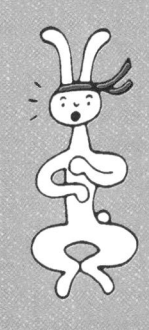

価値観をかえられれば、生きづらさも消えていく

「等身大の自分」が自分を守る

自己愛性パーソナリティ障害の人が抱える、生きづらさの根本的な原因は「等身大の自分」の不在です。「等身大の自分」をつくらないかぎり、人生のイベントや対人関係で挫折すればたちまち「とりえのない自分」が現れ、落ち込むことになります。

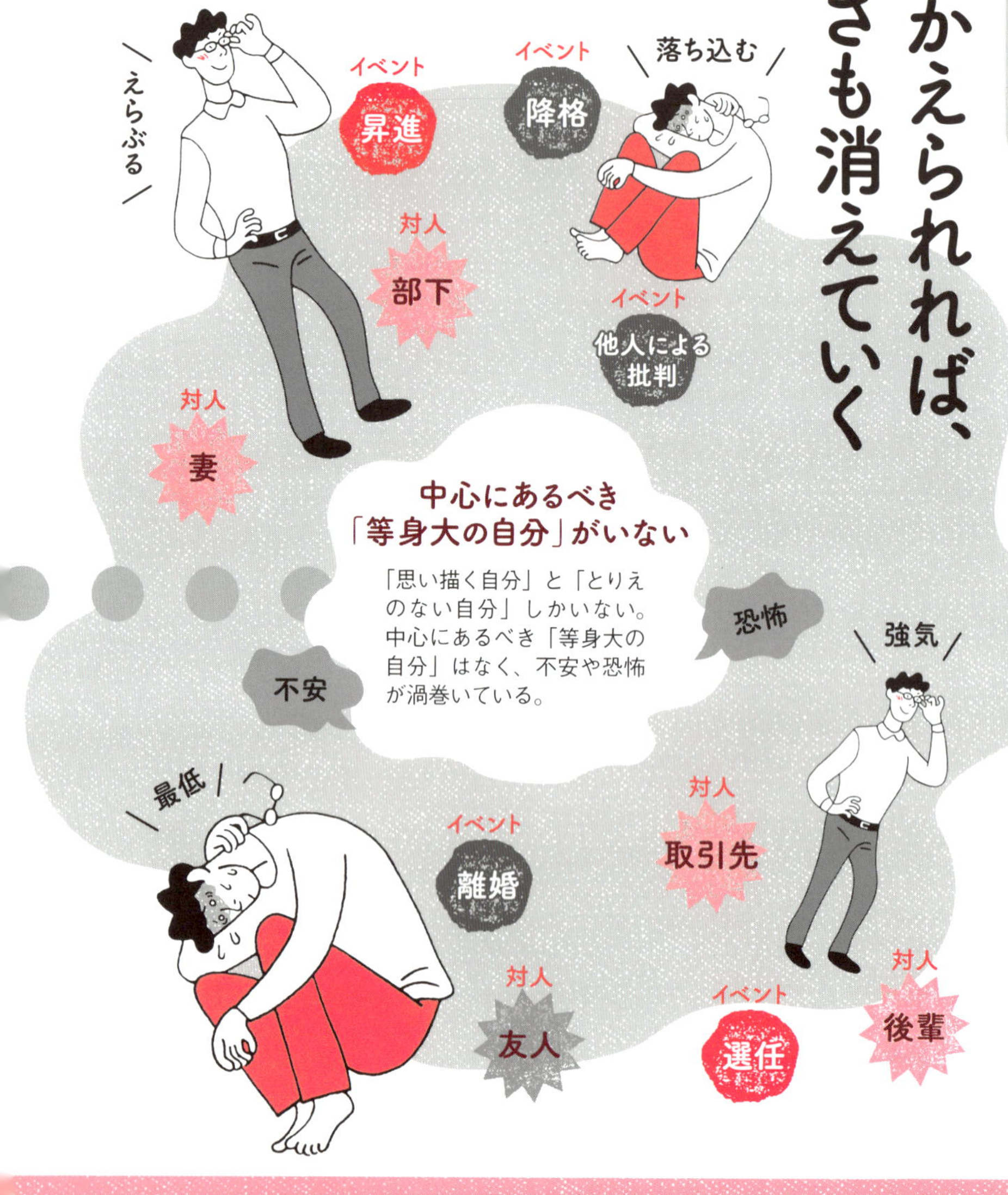
えらぶる
イベント
昇進
イベント
降格
落ち込む
対人
部下
イベント
他人による批判
対人
妻
中心にあるべき「等身大の自分」がいない
「思い描く自分」と「とりえのない自分」しかいない。中心にあるべき「等身大の自分」はなく、不安や恐怖が渦巻いている。
恐怖
不安
強気
最低
対人
取引先
イベント
離婚
対人
友人
イベント
選任
対人
後輩

8つのレッスンでものの見方をかえていく

「等身大の自分」をつくるには、まず自分がとらわれている偏った価値観に気づくことが大切です。Part３では、８つの気づきのレッスンを通して、これまでの自分の考え方を改めて見直していきます。大事なのは答えの中身ではなく、考えるプロセス。正直に自分をふり返り、いまの価値観を少しだけ調整すれば、「等身大の自分」が現れてきます。

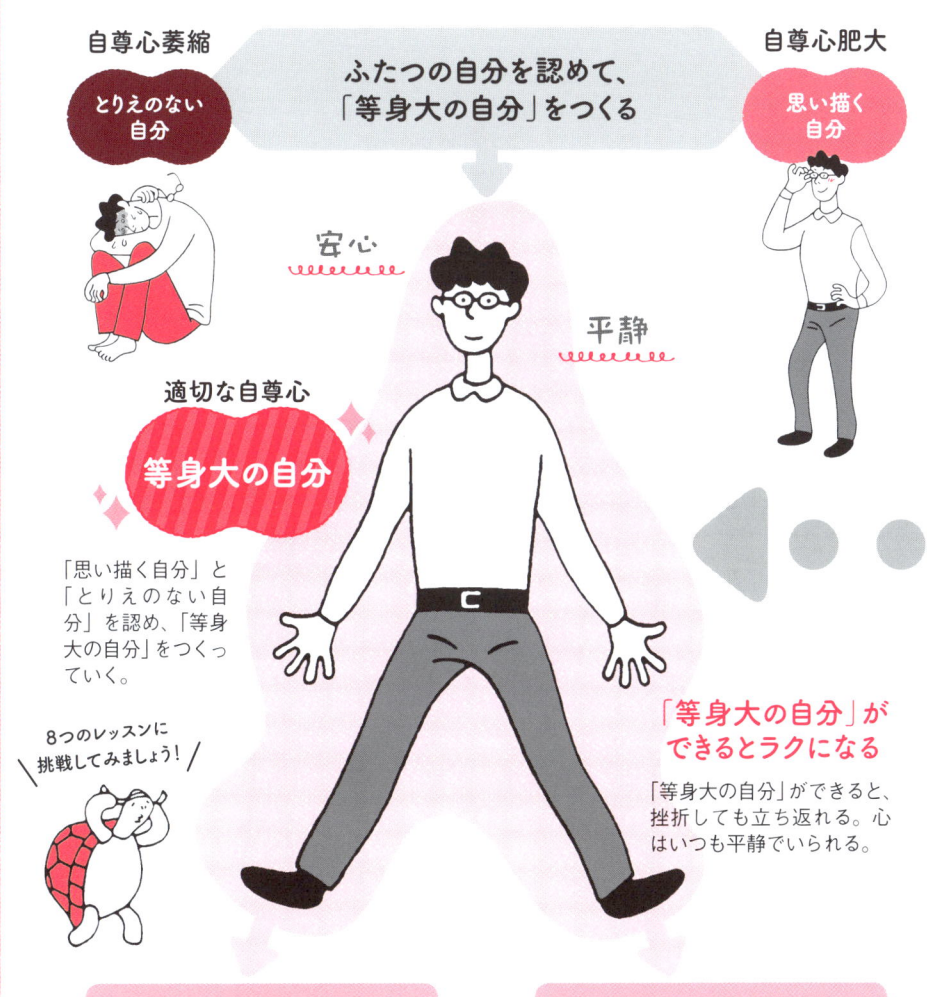

自尊心萎縮
とりえのない自分
ふたつの自分を認めて、「等身大の自分」をつくる
自尊心肥大
思い描く自分
安心
平静
適切な自尊心
等身大の自分
「思い描く自分」と「とりえのない自分」を認め、「等身大の自分」をつくっていく。
8つのレッスンに挑戦してみましょう！
「等身大の自分」ができるとラクになる
「等身大の自分」ができると、挫折しても立ち返れる。心はいつも平静でいられる。
挫折しても、またやり直せる
些細なことに動揺しなくなる

ありのままの自分をイメージできますか？

他人に見下されるのが怖い

「等身大の自分」とは「ありのままの自分」ともいえます。この障害の人は、自分が他人にどう見られるかが気になり、すぐに相手を値踏みし、上下関係をつけ、自分を自分以上に見せようとふるまいます。そこには「等身大の自分」はありません。

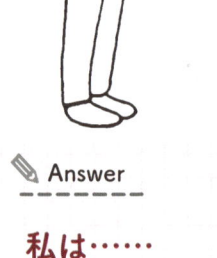

Question

自分がどう見られるかばかりを気にしていない？

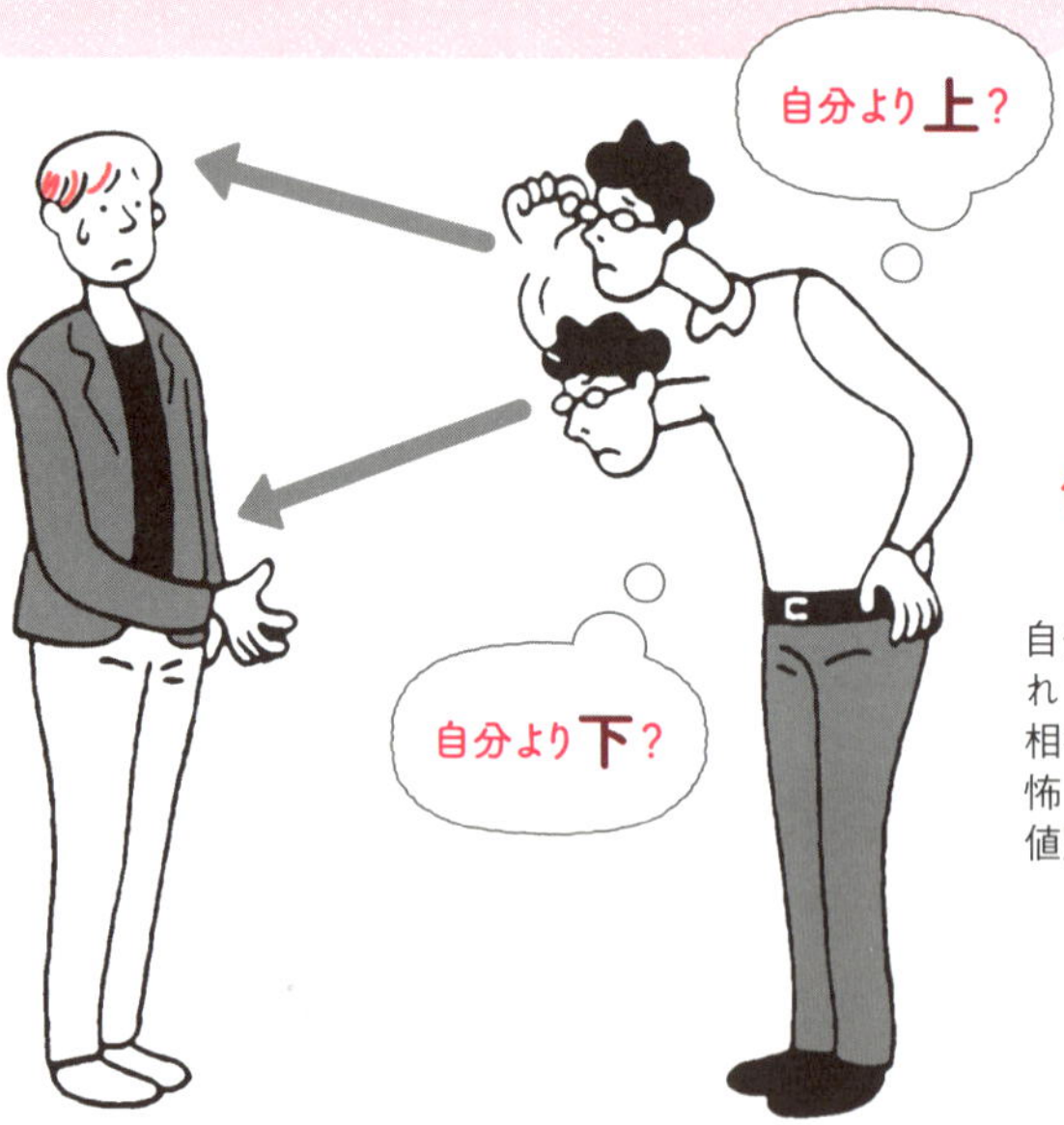

他人が気になり、すぐ値踏みする

自分が、他人からどう見られるかばかりが気になり、相手に見下されることに恐怖を感じるあまり、相手を値踏みし、見下してしまう。

Answer

私は……

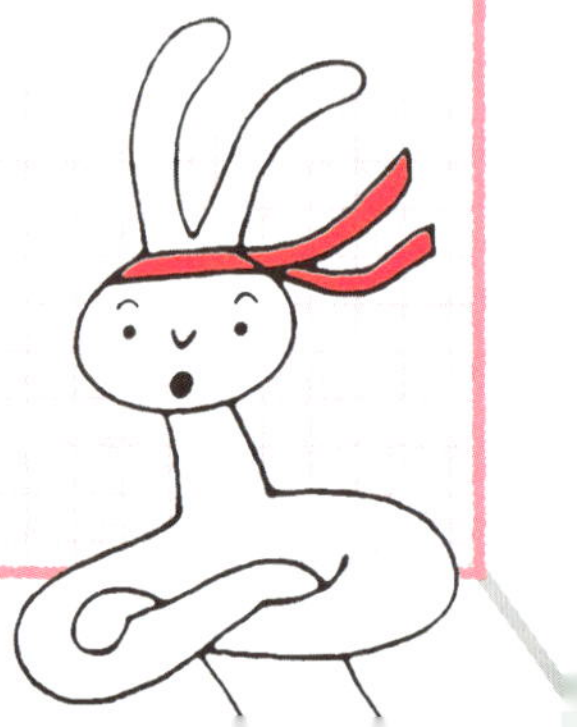

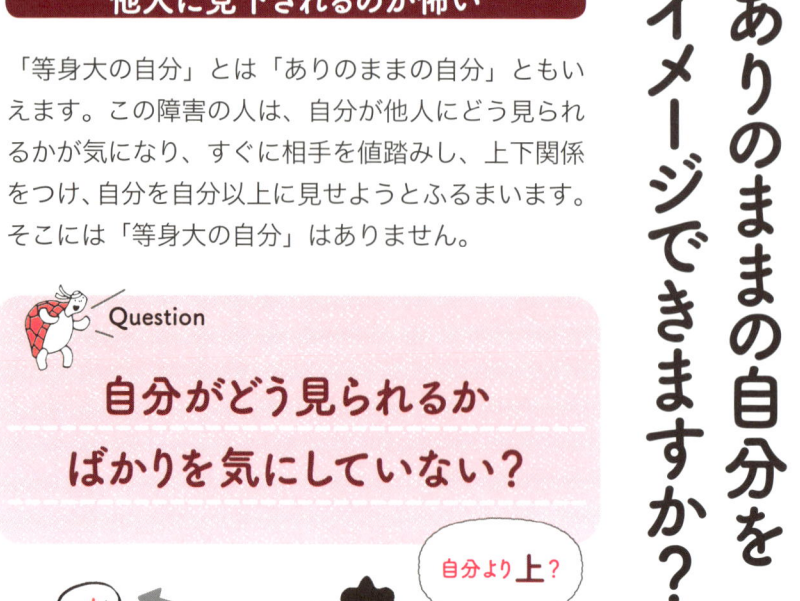

自分は自分以上でもなく以下でもない

「他人から見られる自分」だけしかないと、つねに自分以上でいなければならない強迫観念がぬぐえません。ありのままの自分を見つけるのは困難。

しかし、自分が自分以下になることはありません。それなら自分以上である必要もないでしょう。まずこの事実を心にとめ、身構える必要のない相手と一緒にいるときの、肩の力を抜いた自分をイメージしてください。

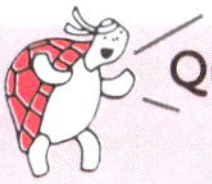

Question

身構えなくてもいい対象はいない？
その対象の前ではどんな自分？

身構えなくてもいい相手をイメージする

比較しなくてもいい相手、身構えなくてもいい相手と向き合ったとき、自分がどういう心境になるかをイメージしてみよう。

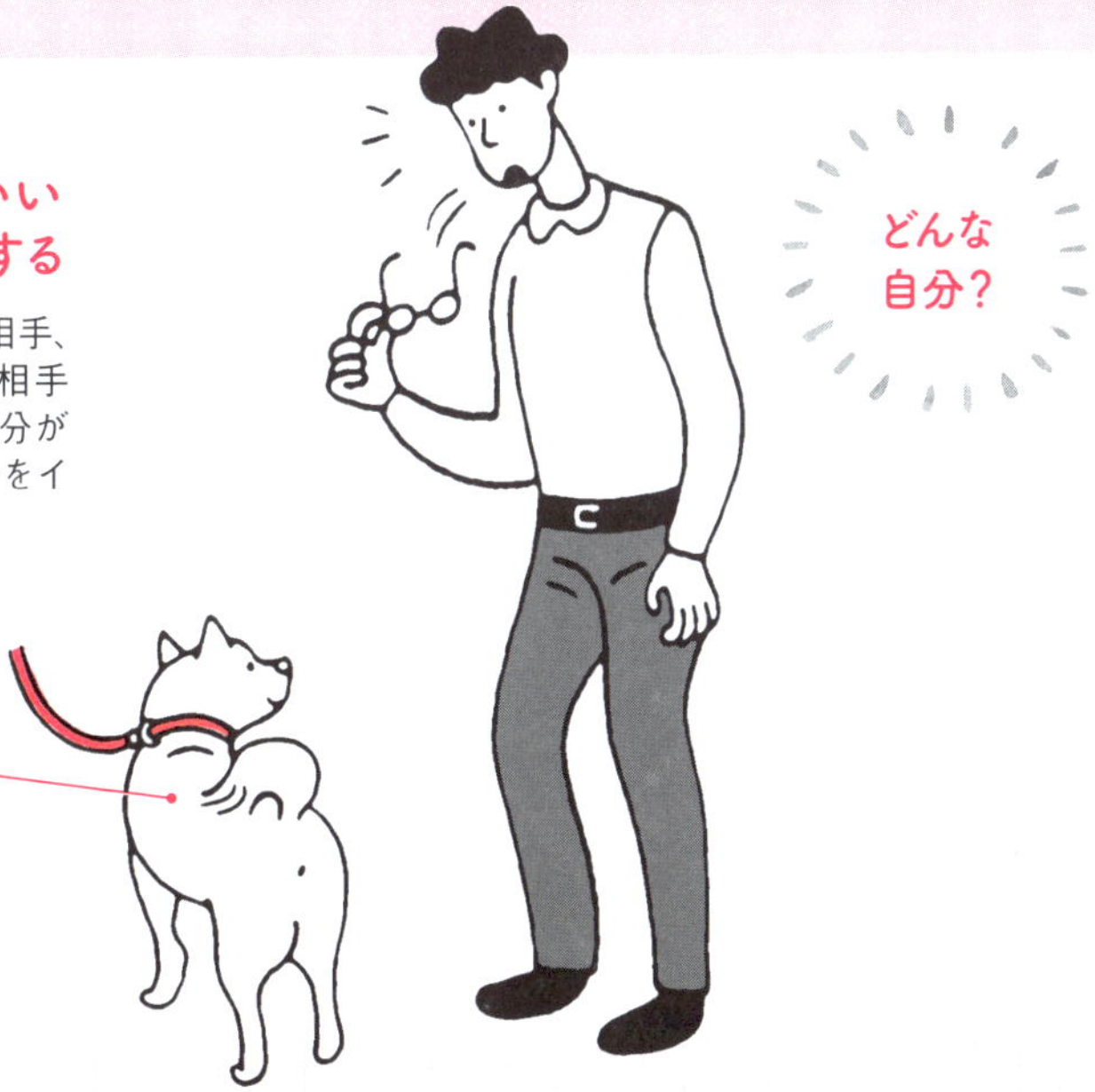

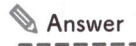

対象は、人以外のものでも構わない。平静な気持ちでいられる対象を見つける。

Answer

私は……

Lesson❶ 解説

ふたつの偽の自分を自覚し、「等身大の自分」の不在に気づく

「等身大の自分」をつくるには、心のなかにどんな自分がいるのか、自覚することから始めます。しかし、自分で自分を意識するのは難しいものです。そこで、対峙する相手を想定し、自分について考えます。

他人に出会ったときに反射的に現れるのは偽の自分

他人と出会ったとき、あなたの心はどんな動きをするでしょう。初対面の人に対して、相手の外見や社会的地位、表情から、なにを読みとり、感じるでしょうか。

自己愛性パーソナリティ障害の人は、無意識のうちに自分と相手を比べ、上か下かで態度をかえる癖があります。

心のなかに「思い描く自分」と「とりえのない自分」しかないため、他人と向き合うときには反射的に、そのどちらかが現れ、尊大で高圧的な態度をとったり、卑屈さに身を縮めるような態度をとったりしてしま

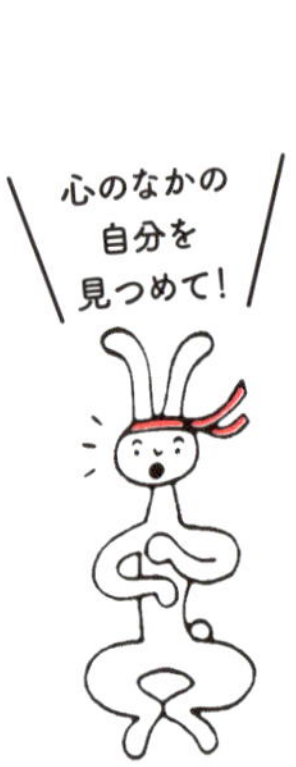
心のなかの
自分を
見つめて！

います。反射的に現れるふたつの自分は、かりそめの偽の自分です。ありのままの「等身大の自分」はそこにはありません。

まずそれを自覚し、いま感じられるふたつの偽の自分を、見つめてください。

「等身大の自分」でなければできないことを実践する

「等身大の自分」とは、どのような自分でしょうか？

それが、自分をよく見せようとか、極端に卑下しようとかする必要のない自分です。

もしそれがよくわからないなら、先に「等身大の自分」でなければできないことについて、考え、実践していくことで「等身大の自分」を発見していきましょう。

例えば、次のようなことです。結果だけに注目するのではなく、プロセスを大切にすること。外的価値ではなく、内的価値を重視すること。ひとっ飛びに上昇するのではなく、コツコツ前進していくこと。他人がどう思うかではなく、自分自身どう思うかを決めていくこと。

この章のレッスンで、こうしたポイントについて考察していくにつれ、「等身大の自分」がつくられていくでしょう。

最初はかぎられた人の前、空間で「等身大の自分」を保つ

特定の人の前、空間でも「等身大の自分」でいられることがあるなら、まずそういう人、空間を大切にしましょう。そこで等身大の自分を感じることで、より長く、さまざまな状況下で、等身大の自分を保てるようになります。

Lesson 2

完璧な自分が傷つくことへの恐怖がありませんか？

「生きづらいのはなぜか」を知る

あなたが生きづらいのは「完璧である自分」という理想の自己像に縛られるあまり、失敗や転落への恐怖がつきまとっているからではないでしょうか。自分の天才性や特殊性を証明することに必死で、「できない」自分は一切認められないのです。

Question

「できない自分」を否認してきたのでは？

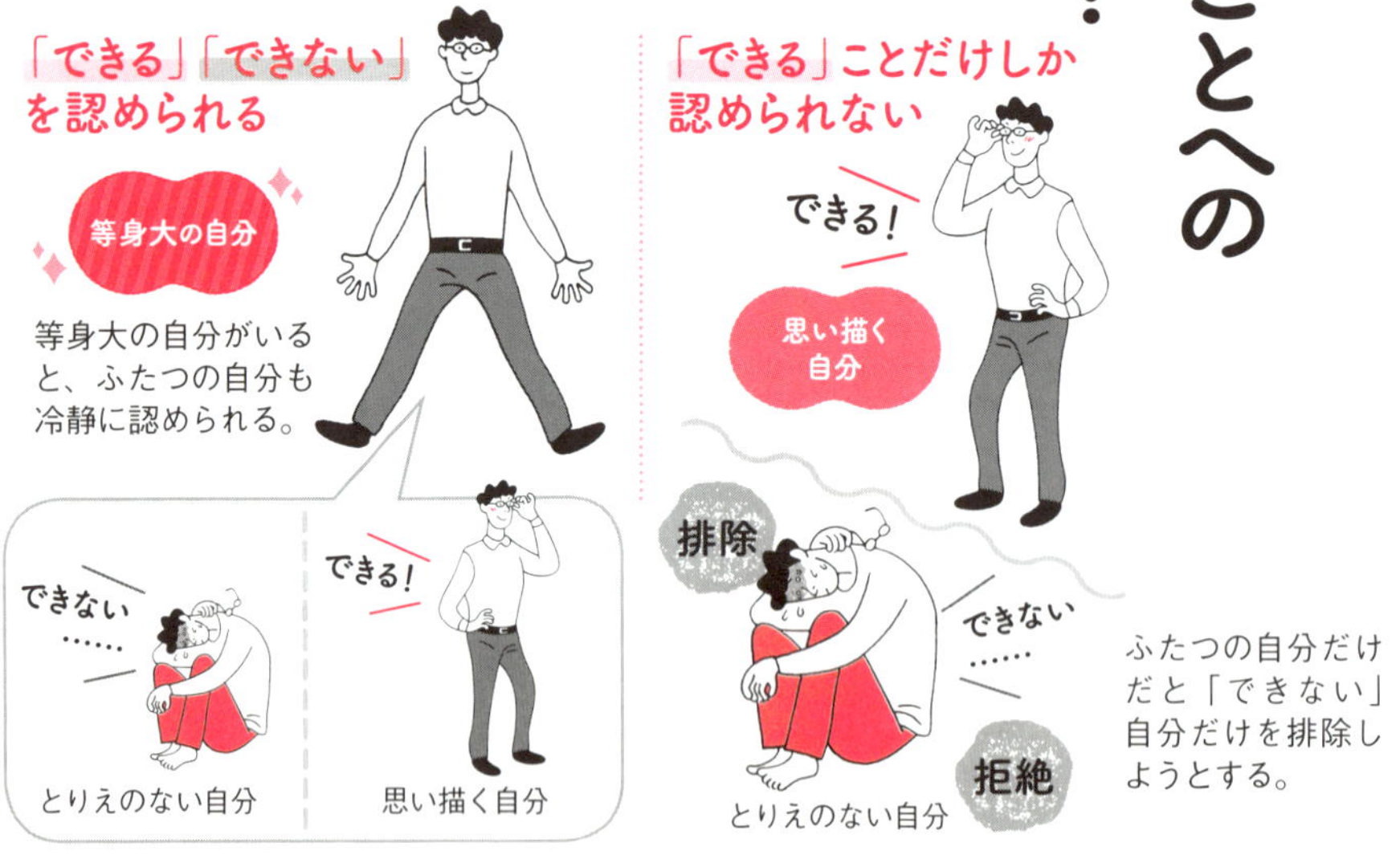

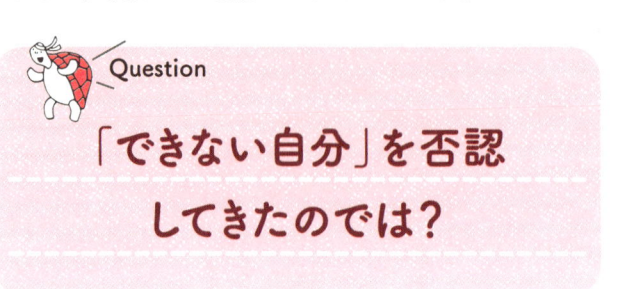

「できる」「できない」を認められる
等身大の自分
等身大の自分がいると、ふたつの自分も冷静に認められる。
できない……
とりえのない自分
できる！
思い描く自分
「できる」ことだけしか認められない
できる！
思い描く自分
排除
できない……
拒絶
とりえのない自分
ふたつの自分だけだと「できない」自分だけを排除しようとする。

Answer

私は……

Question

うまくいかなくなると、途方に暮れ、投げ出してきたのでは？

「等身大の自分」がいれば挫折してもやり直せる

「等身大の自分」がいたら、そこが心の安全地帯になる。いつでもそこに立ち返り、自分をリセットしてやり直せる。

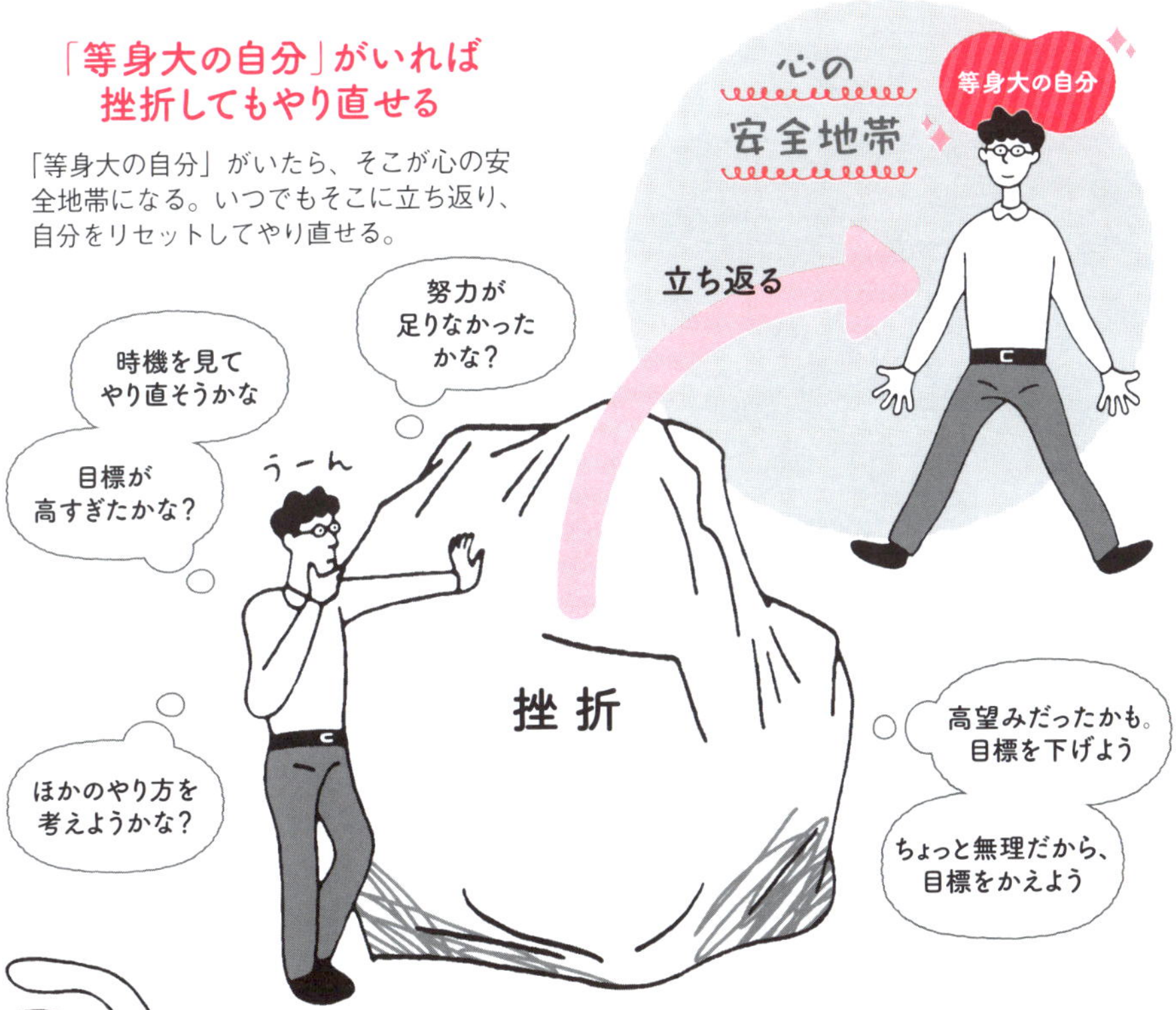

心の安全地帯
等身大の自分
立ち返る
努力が足りなかったかな？
時機を見てやり直そうかな
目標が高すぎたかな？
うーん
ほかのやり方を考えようかな？
挫折
高望みだったかも。目標を下げよう
ちょっと無理だから、目標をかえよう

Answer

私は……

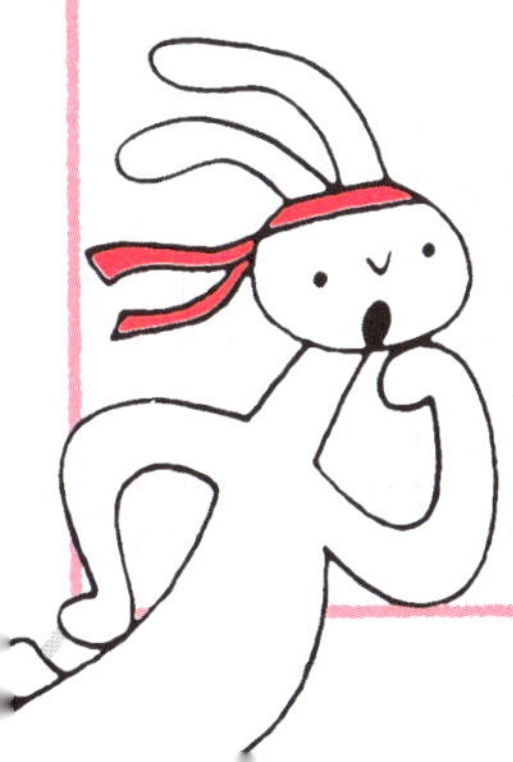

Lesson 2 解説

完璧さを求める自分を認め、できない自分を受け入れていく

自己愛性パーソナリティ障害の人は、生きづらさを抱えています。この気持ちがどこからやってくるのか、探っていきましょう。

「完璧でいるべき」という厳しさを自分にも他人にも向ける

ふだん現れている「思い描く自分」は、自分自身に「完璧であること」を求めていませんか？　理想の自分は、ミスをしない、パーフェクトな自分。この自分像が、わずかな失敗も許されないという息苦しさや、失敗し、転落することへの恐怖を与えています。

一方、ものごとが思い描く完璧さで進まなかったとき、急に自分にはなんのとりえもないように感じ、必要以上に卑屈になってしまいます。「思い描く自分」が傷つき「とりえのない自分」に転落すると、転落する自分はいやだと拒絶感を覚え、排除しようとするのです。日々つきまとう生きづらさは、とりえのない自分を否定する苦しみでもあります。

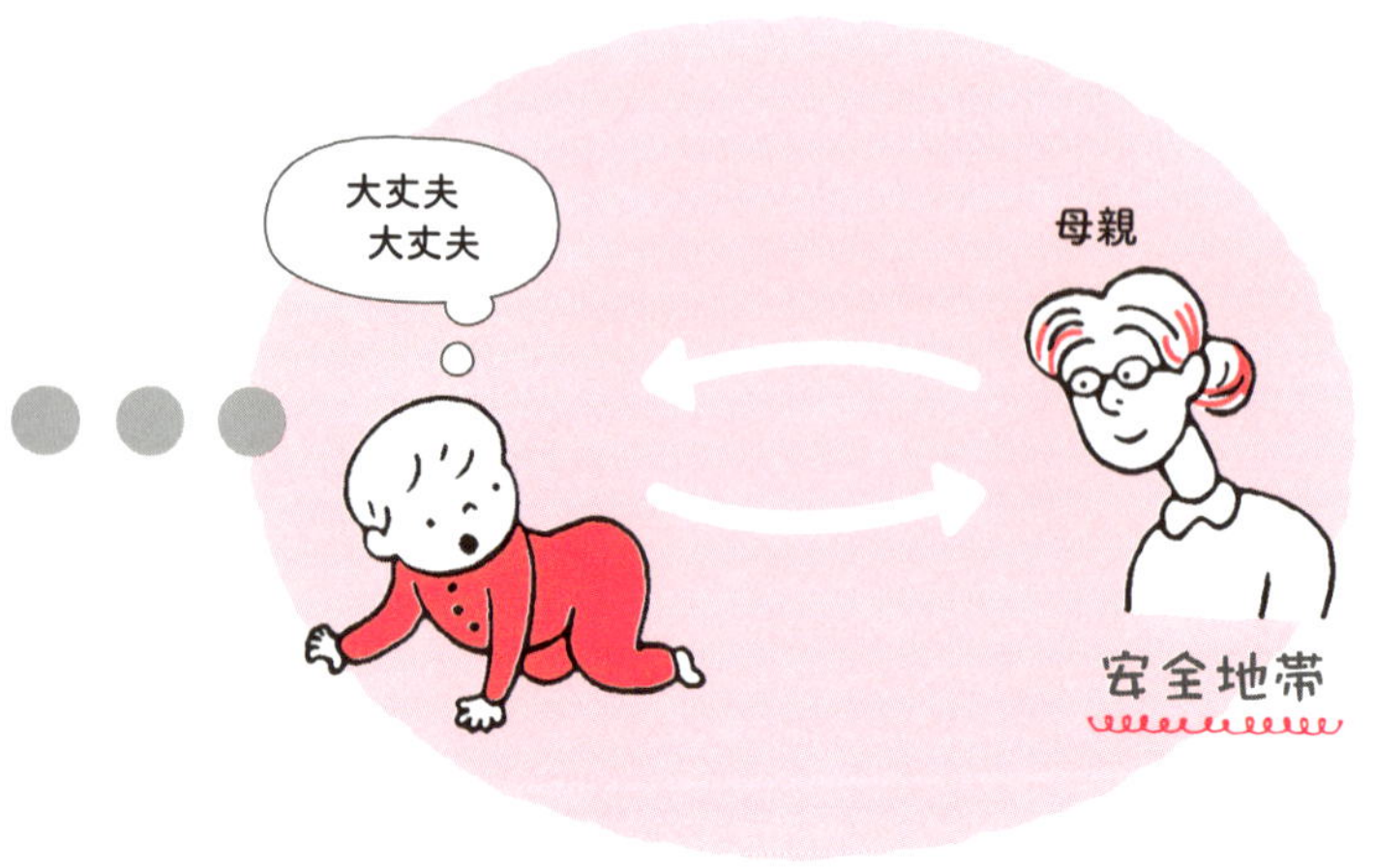

母親によって「大丈夫」が育つ

最初は母親の見える範囲で行動し、次第に範囲を広げていく。母親がいつも見ていてくれるという確信が「大丈夫」感を育てる。

「大丈夫」という気持ちが等身大の自分を育てる

等身大の自分ができると、ふたつの極端な自分を客観的に眺められるようになります。できる自分、できない自分がいて、両方とも自分の一部だと感じられるようになります。両者のあいだの葛藤もやわらいでいくでしょう。冷静に、自分がいまできること、できないことを分けてとり組めるようになります。失敗しても、等身大の自分に立ち返り、そこから再挑戦できるようになります。

等身大の自分は、いわば心の安全地帯です。挫折しても、立ち戻り、自分を建て直す、ベースキャンプの役割を果たします。安全地帯に戻れるという安心感が、人に行動する勇気を与えてくれます。

本来、心の安全地帯は、幼児期に母子関係でつくられるものです。子どもは、母親の愛情で安心感を得て、行動範囲を広げていきます。母親から離れても「大丈夫」という自信が、自己肯定感を生み、「等身大の自分」が育まれます。いま、等身大の自分がないからといって、過去を悔やんでも意味がありません。それよりも、現在の自分のなかにある、ふたつの自己を自覚し認めます。両者がともに自分なのだと捉え直すと、生きづらさがやわらいでいきます。

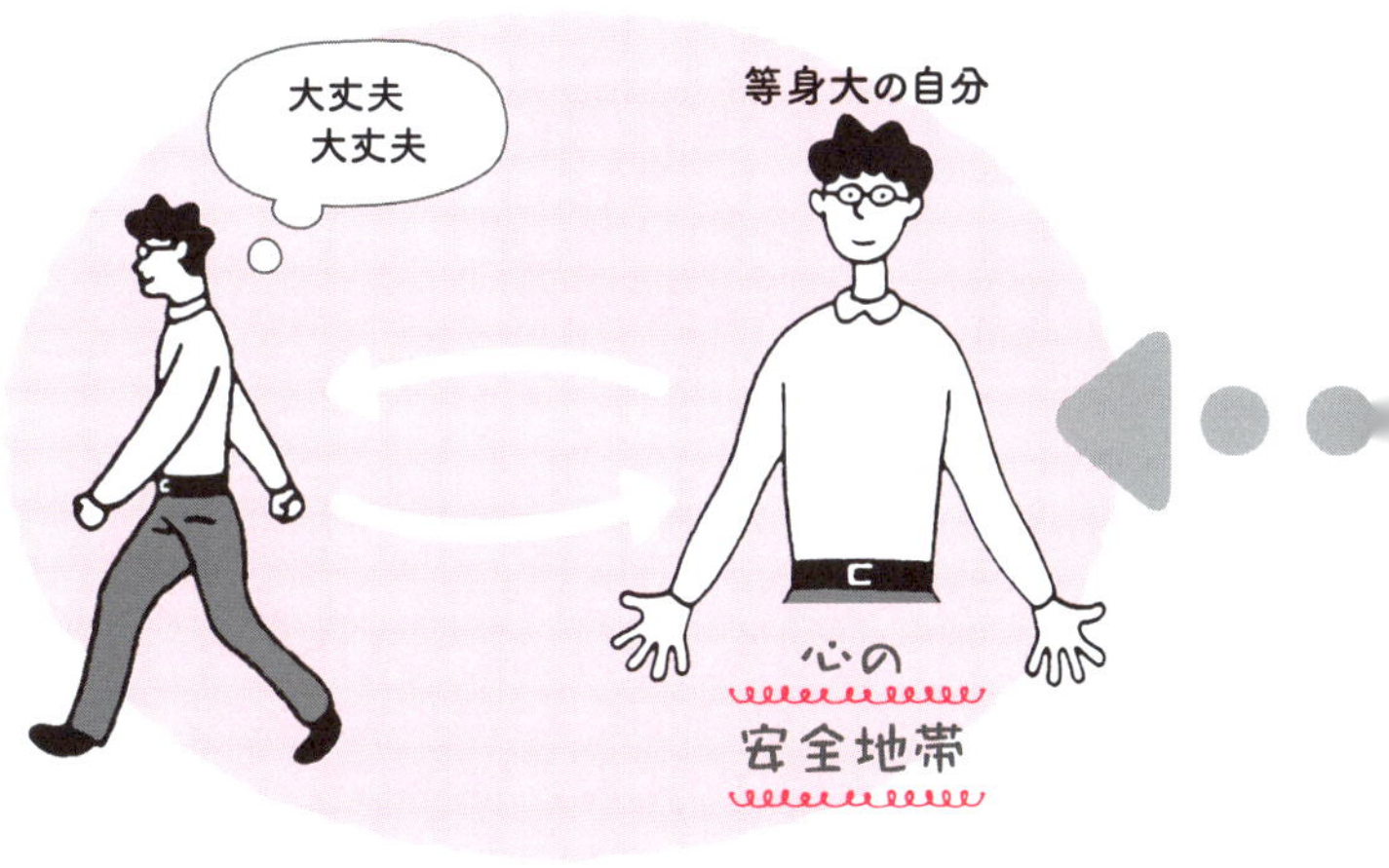

母親の役割が自立とともに「自分」にかわる

自己が育つにつれ、母親の存在が「等身大の自分」へとかわっていく。「等身大の自分」が心のなかの安全地帯になる。

Lesson ❸

"特別であること"だけに、価値を求めていませんか?

「特別」はほかとの比較のなかにしかない

自己愛性パーソナリティ障害の人には、特別であることへの強いこだわりがみられます。特別=スペシャルは、スタンダードとの比較で生まれます。しかし、人は生来、唯一無二のユニークな存在です。比較することをやめ、ユニークに目を向けましょう。

Question

「スペシャル」「スタンダード」「ユニーク」どの言葉にひかれる?

比較のなかで問われる「スタンダード」

「スペシャル」は「スタンダード」に対する言葉で、標準となるものとの差別化が重要であり、それそのものの絶対的な価値は問われない。

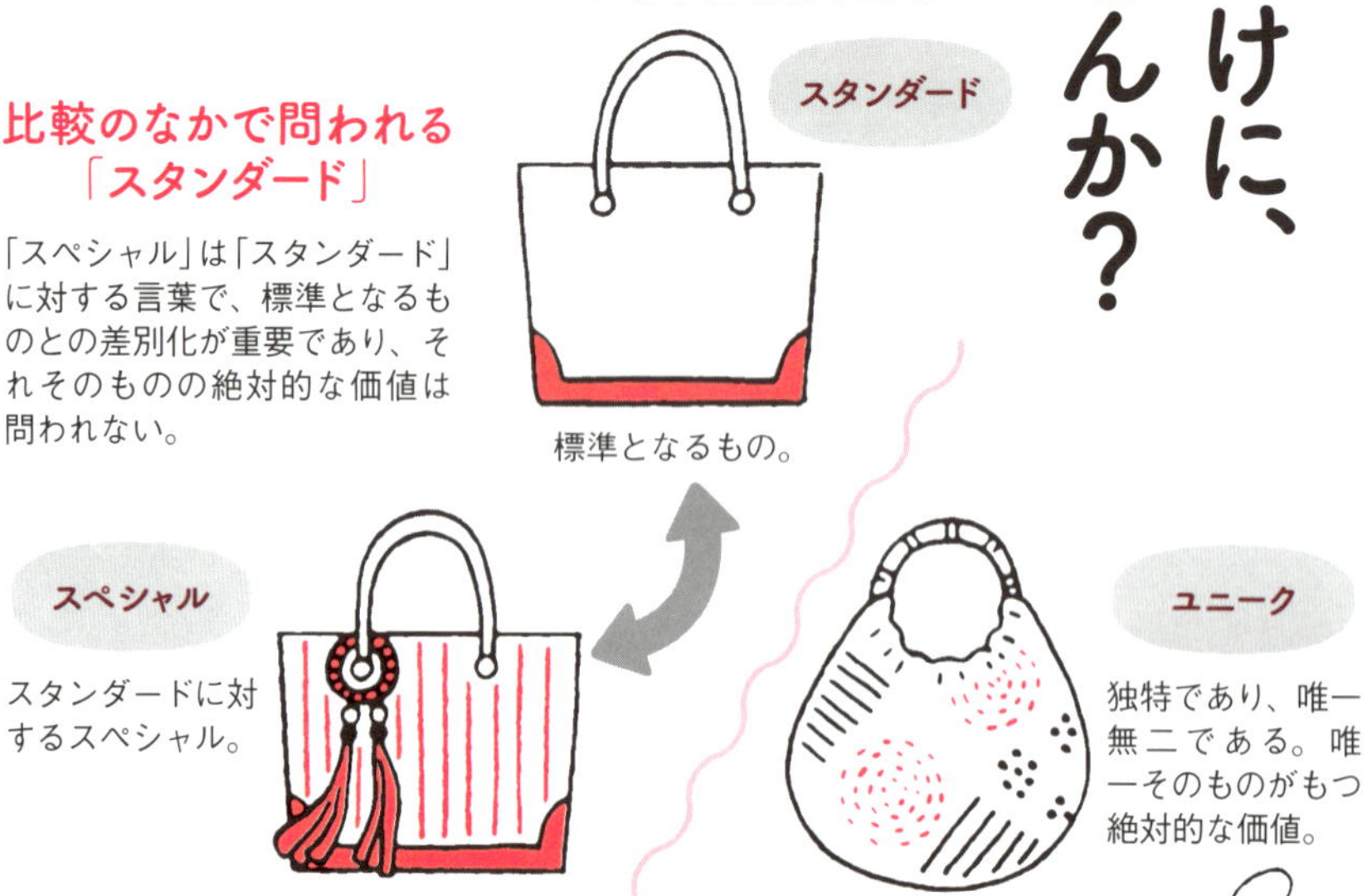

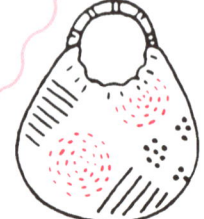

スタンダード
標準となるもの。
スペシャル
スタンダードに対するスペシャル。
ユニーク
独特であり、唯一無二である。唯一そのものがもつ絶対的な価値。

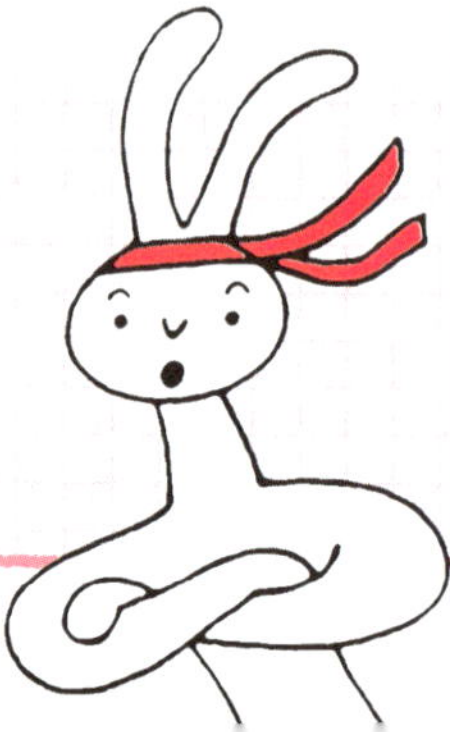

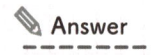

Answer

私は……

Question

ふつうではない、凡人ではない 特別な自分を探し求めてきたのでは？

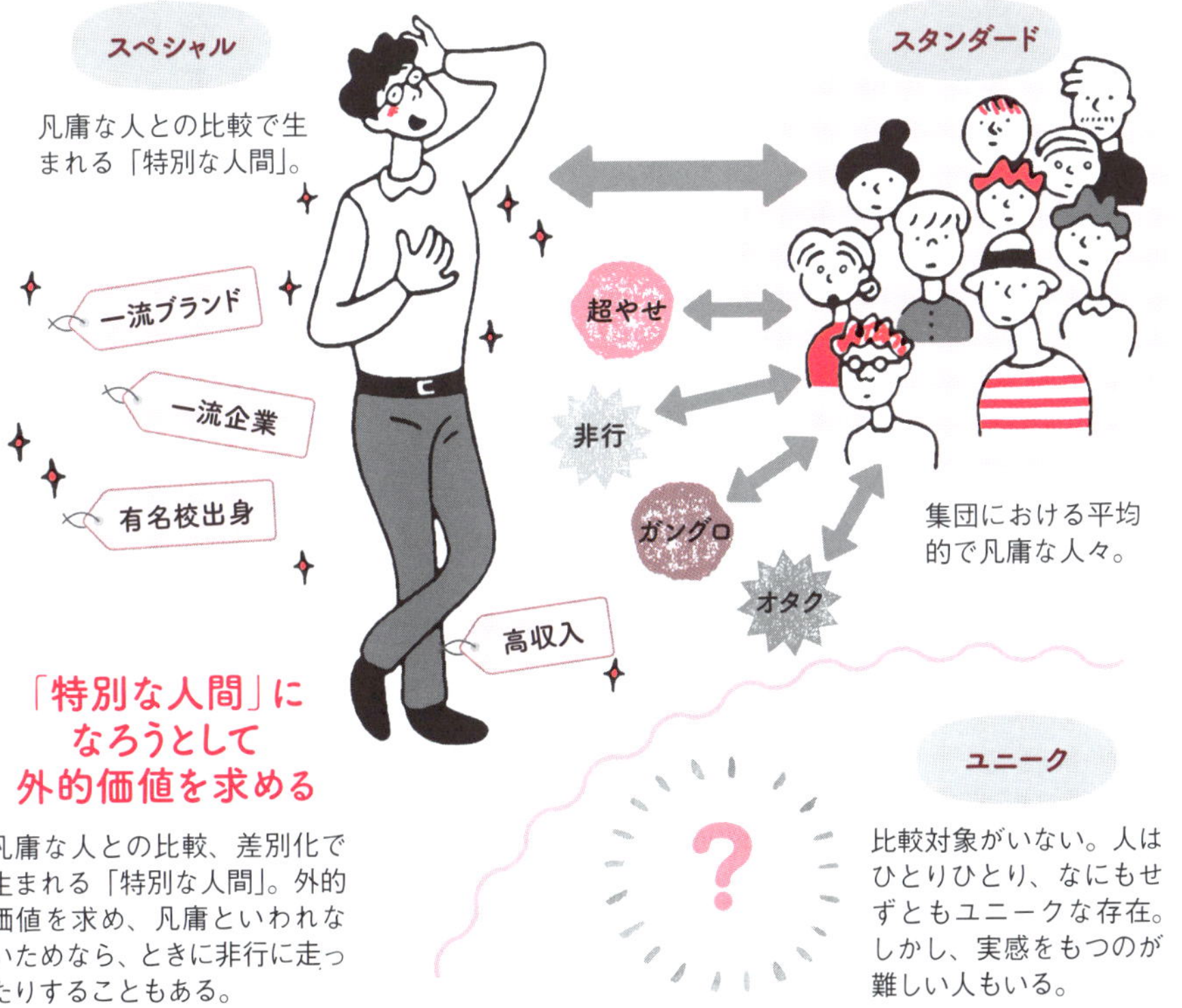
スペシャル
凡庸な人との比較で生まれる「特別な人間」。
一流ブランド
一流企業
有名校出身
高収入
スタンダード
超やせ
非行
ガングロ
オタク
集団における平均的で凡庸な人々。
ユニーク
比較対象がいない。人はひとりひとり、なにもせずともユニークな存在。しかし、実感をもつのが難しい人もいる。

「特別な人間」になろうとして外的価値を求める

凡庸な人との比較、差別化で生まれる「特別な人間」。外的価値を求め、凡庸といわれないためなら、ときに非行に走ったりすることもある。

Answer

私は……

Lesson③ 解説

スペシャルではなく、ユニークを目指す

「特別」へのこだわりについて考えます。

つねに「特別な人間」でありたいと思うとき、それはどのような存在を意味しているのでしょう。

「特別な人間」であろうとすることの生きづらさを知る

一般に洋服でも車でも、特別＝スペシャルとは、ふつうより上のグレードを表します。スタンダードな製品があり、それに勝るのがスペシャルエディションです。つまりスペシャルは、それだけで成り立つ価値ではなく、スタンダードという他者があってはじめて生まれる価値なのです。

自己愛性パーソナリティ障害の人は「自分は特別（スペシャル）」という思いを抱いているため、つねに「人と比べて特別な自分」であろうとします。優秀さだけでなく、人よりやせているとか、人よりくわしいオタクであるとか、ときには人が驚くような非行に走ってでも「特別」で

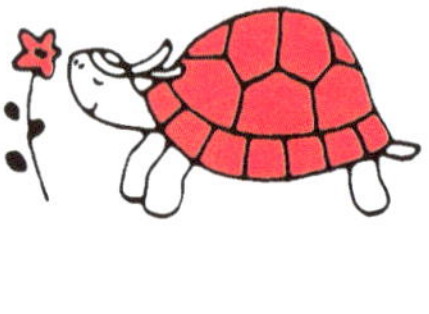
ぼくらはみんなそのままで
すでに「ユニーク」なんだよ

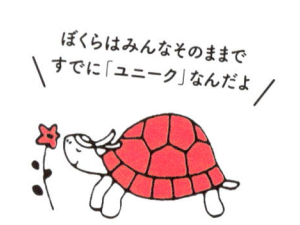

あろうとします。自分ではなく、他者の評価に頼って行動するため、気持ちが落ち着くことがありません。生きづらさの原因のひとつです。

私たちはみんな、いるだけで「ユニーク」な存在

人には「唯一無二＝ユニーク」という価値があります。ユニークは人が生まれながらにしてもち、死ぬまでかわらない価値です。

誰でもこの世に生まれた瞬間から、世界でたったひとりの「ユニーク」な存在です。母親はわが子を、ほかの子どもより優秀だから抱きしめたのではなく、ひたすら愛おしくて抱きしめたはずです。人はそれぞれ生まれたときから、ただ生きるだけで価値があり、愛される存在です。

人間社会では、人は競争で勝ったり負けたりします。失敗すると自尊心は傷つきます。生きる価値がないような絶望を感じるかもしれません。けれども、人のもつ「ユニーク」という価値は、成功しても失敗しても、まったくかわることはありません。

この「ユニーク」という価値に気づくと、ほかとの比較の世界から離れることができます。人生でつまずいたり、競争で負けたりすることがあっても、存在価値自体はなんら損なわれることはありません。自分を誰かと比べる必要もなく、誇りをもって生きることができます。

スペシャルな存在として、他者から離れることで身を守る

自分はスペシャルな存在としてふるまい、他人を凡人として見下すのは、一種の自己防衛本能と見ることもできます。本音ではさびしく、人に近づきたいのですが、自分の内部に触れられてやわらかな心が傷つくことを、極度に恐れているのです。

これは、近づきたいのに近づくと互いのトゲで傷つく「ヤマアラシのジレンマ」。スペシャルという鎧を外してもふつうにしていられるような自分をつくっていきましょう。

自分がどう思われるかばかりを気にしていませんか？

他人による価値づけにとらわれる

自己愛性パーソナリティ障害の人は、嫌われたり、見下されたりすることを恐れ、相手の顔色や価値づけに、ふりまわされます。自分の姿は、他人を通じてしか映し出すことができず、「自分が自分である」という肯定的な自己イメージをもてません。

Question

他人の目がなくなると、自分もいなくなる感じがする？

他人から見られる「自分」しか存在しない

人の目に、自分がどう映るかばかりを気にし、それによって「自分」が存在するような感じをもっている。人の目がないところで、「自分」を感じるのは難しい。

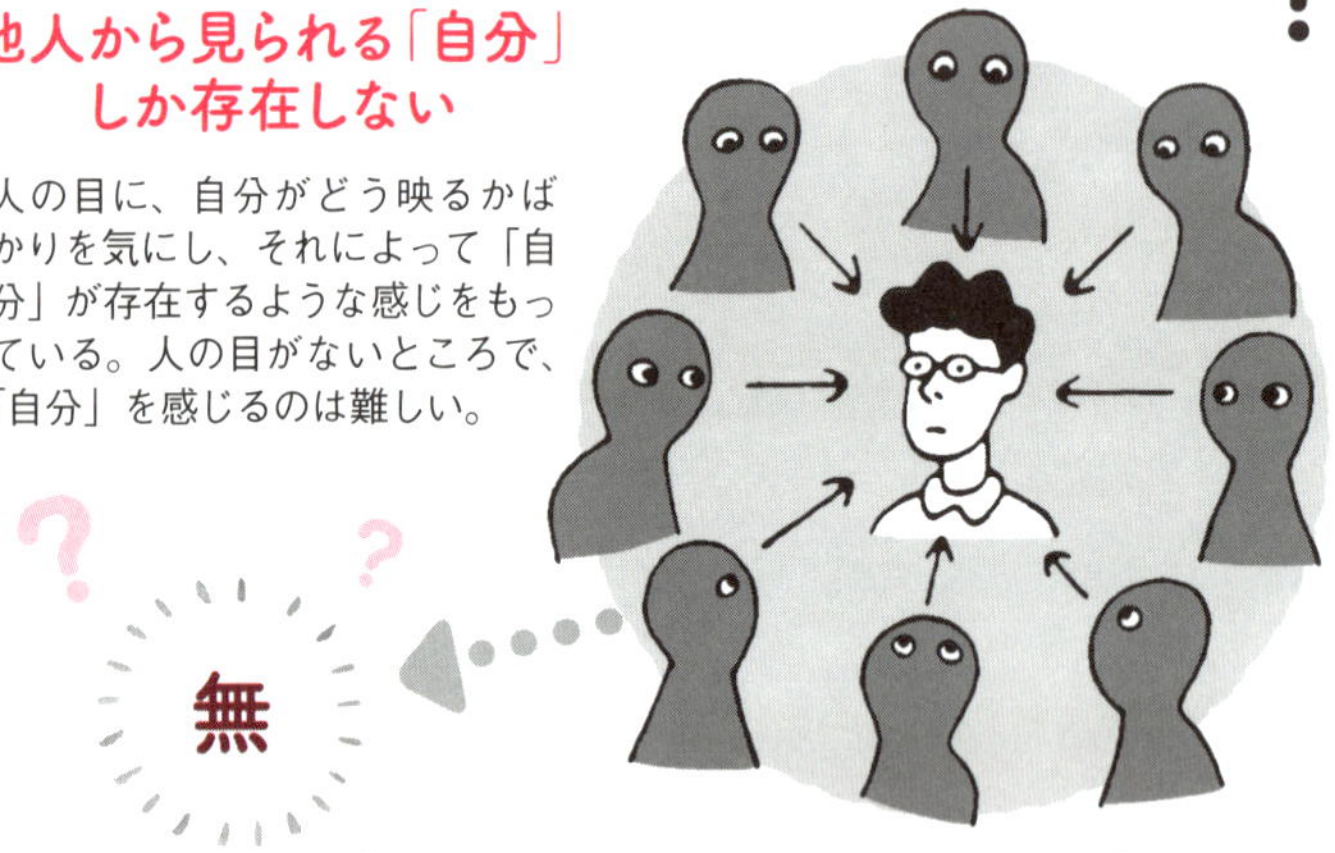

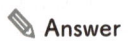

他人がいなくなると、「自分」も「無」になる感じがする。「自分」に実感がもてない。

他人の目を気にすることで「自分」が生まれる。つねに自分は他人の思惑に左右されて、安定した自分がいない。

Answer

私は……

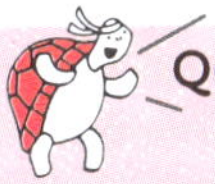

Question

そのものの価値を、自分の価値基準でつけるのは難しいと感じる？

他人による価値づけばかり気になる

権威あるもの、高価なモノ、ブランド品以外は信用できず、他人がどう価値づけするのかがわからないと、不安でしかたない。

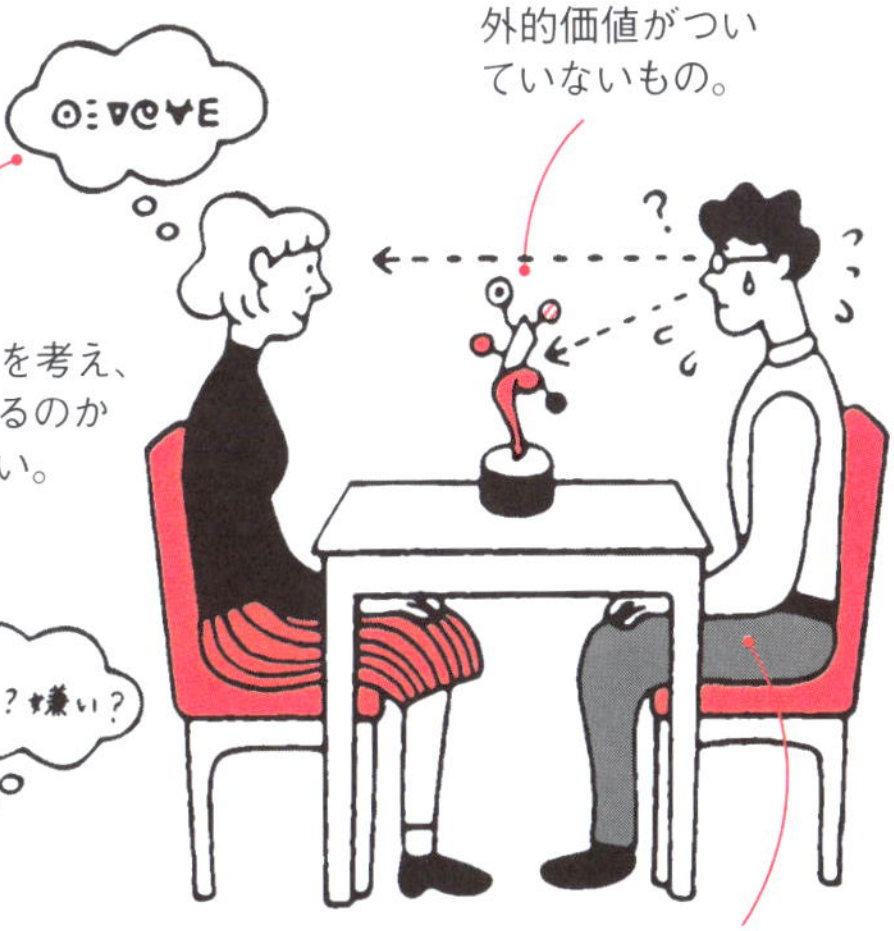
外的価値がついていないもの。
他人がなにを考え、どう評価するのかはわからない。
評価のわからないものを前にすると、内心不安になる。

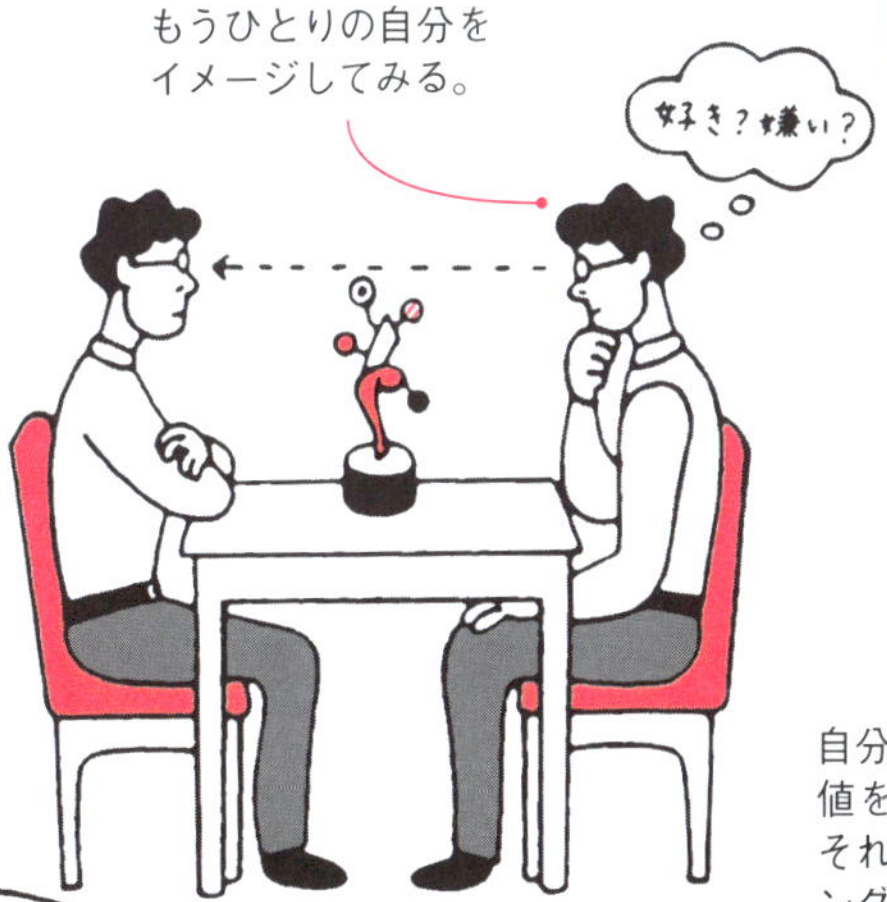
もうひとりの自分をイメージしてみる。
好き？嫌い？

自分だけで、そのものに価値をつける

自分がそのものをどう感じるのか自分で価値をつけてみる。ほかとの比較ではなく、それに対峙したときにわいてくるフィーリングを観察してみる。

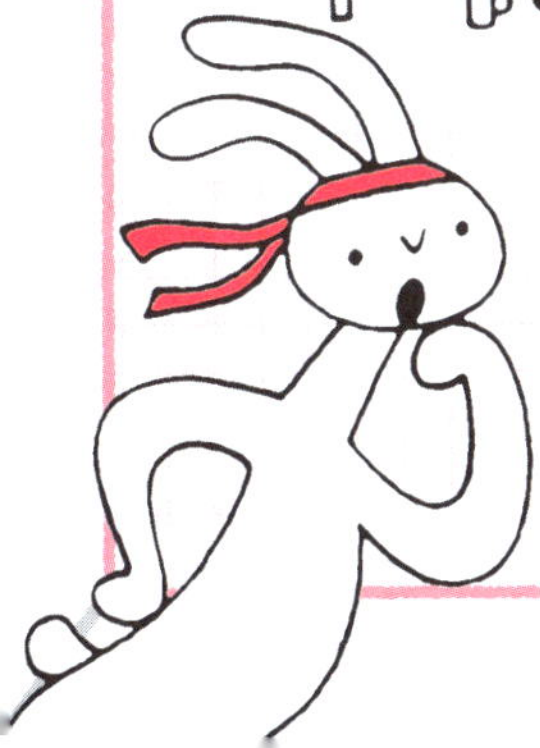

 Answer

私は……

Lesson④ 解説

他人ではなく自分で、自分の価値を決めていく

他人の目を意識することでしか、自分自身のことが「わからない」と感じるのが、自己愛性パーソナリティ障害の人の特徴です。自分の求めるものは、つねに誰かが価値づけしたもの。自分発の思いや価値について考えてみると、よくわからなくなってしまいます。

他人の期待や価値づけにふりまわされる

これもまた「等身大の自分」の不在から起こる問題です。自己愛性パーソナリティ障害の人は、他人に嫌われることや、見下されることを極度に恐れます。そのために、他人の顔色をうかがい、表情や声のトーンなどから、評価されているのか否かを読みとり、迎合しようとします。

本来人は、幼少期に母親を鏡として映し出される自己像から、肯定的な自己イメージを育てます。自分がしたことを母親が肯定的に受け止めることで、正常な自己愛が育つのです。

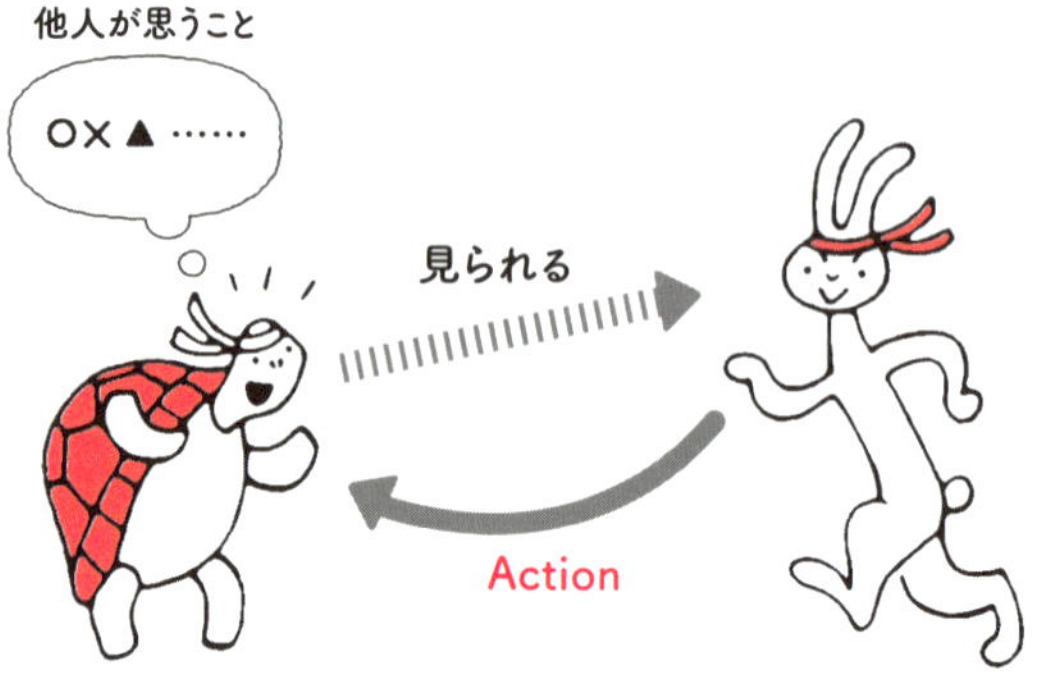

他人が思うことを気にして行動する

いつも見られている自分を意識して、行動している。他人が思うことばかりが気になるが、他人がなにを思うのかわからないので、不安になる。

ところが、幼い頃から母親の期待に応えようとして生きていると、この育成に失敗してしまいます。母親の期待が、いつしか他人の期待にすり替わり、人から「すごいね」と言われる自分像を求めます。

しかし、それは自分発の思いでも、自分自身の価値づけでもありません。自分の思いがわからないかぎり、他人の価値観にふりまわされます。

自分にフィットしない考えを捨て、フィーリングを観察する

大事なのは他人がどう思うかではなく、自分がどう思っているかです。いま自分が求めているものは、自分にとって本当に価値のあるものなのか。得られる結果ではなく、そのプロセスも含めて、自分が楽しめることなのか、欲していることなのかを、じっくり感じとってください。

ここで注意したいのは、理屈で考えようとしないことです。人は言葉で論理的に考えようとすると、気づかないうちに自分に嘘をついてしまいます。「他人から高い評価を得られることを、自分が求めるのは当然だ」などと、外的価値に沿った解答を、無理に導き出そうとします。

必要なのは、他人から賞賛される外的価値ではなく、「等身大の自分」が満足できる内的価値です。自分にフィットしない考えは捨て、フィーリングを観察していくと、自分の価値観を見出すことができます。

自分が思ったことをやってみる

自分が感じ、考え、こうしようと思ったことを実行する。誰も見ていなくても、評価されなくても、ただやりたいと思うことをやってみる。

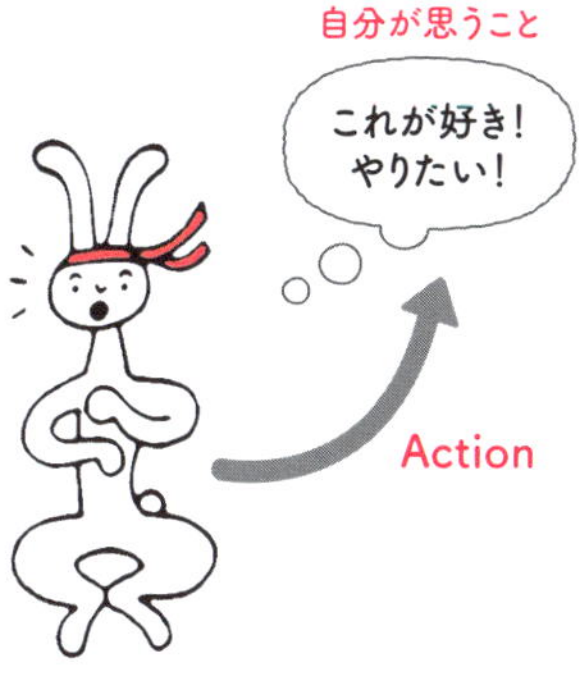

Lesson 5

自分のことを大切にしてこなかったのではないですか？

自分を無視した結果、自己不信に陥る

自己愛性パーソナリティ障害の人の心には、いつも「とりえのない自分」がいます。「とりえのない自分」を回避しようと、スペシャルな「思い描く自分」をつくり出しているのです。「等身大の自分」は形成される以前に無視され、消えてしまったのです。

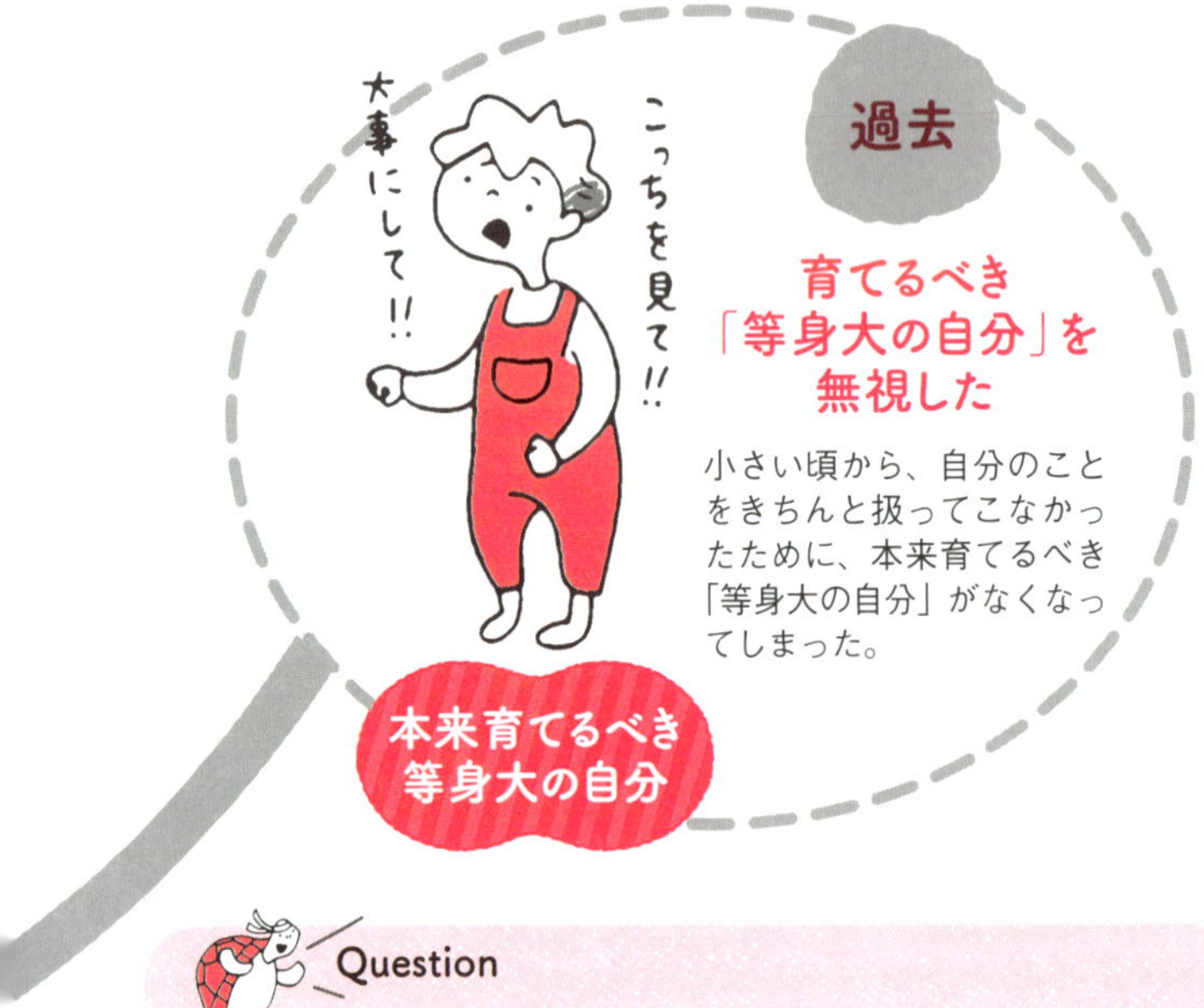

過去
大事にして!!
こっちを見て!!
育てるべき
「等身大の自分」を
無視した
小さい頃から、自分のことをきちんと扱ってこなかったために、本来育てるべき「等身大の自分」がなくなってしまった。
本来育てるべき
等身大の自分

Question

スペシャルであることと引きかえに、自分をないがしろにしてきたのでは？

Answer

私は……

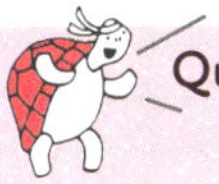

Question

「とりえのない自分」について、考えるのが怖かったのでは？

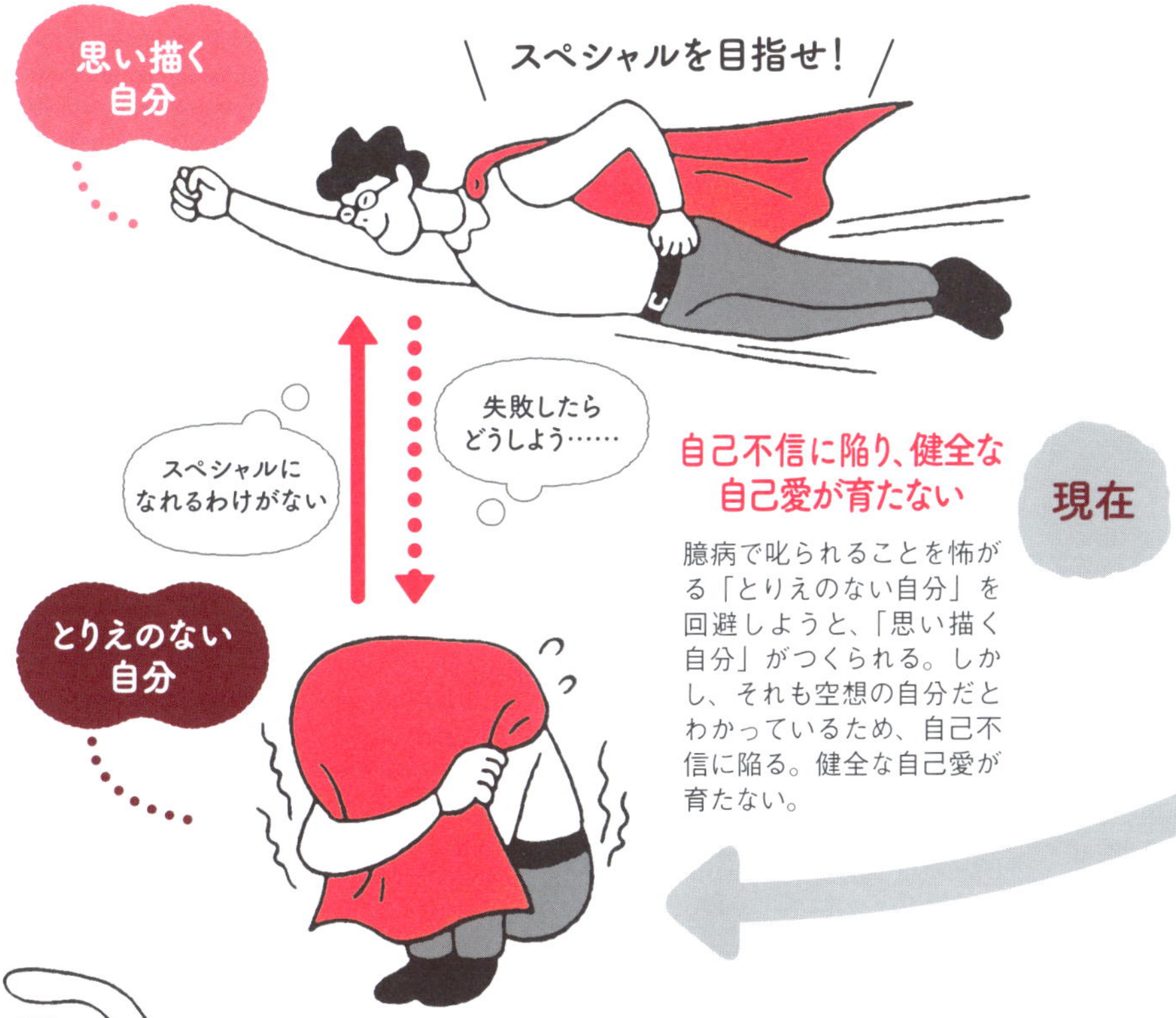
思い描く自分
スペシャルを目指せ！
失敗したらどうしよう……
スペシャルになれるわけがない
とりえのない自分
現在

自己不信に陥り、健全な自己愛が育たない

臆病で叱られることを怖がる「とりえのない自分」を回避しようと、「思い描く自分」がつくられる。しかし、それも空想の自分だとわかっているため、自己不信に陥る。健全な自己愛が育たない。

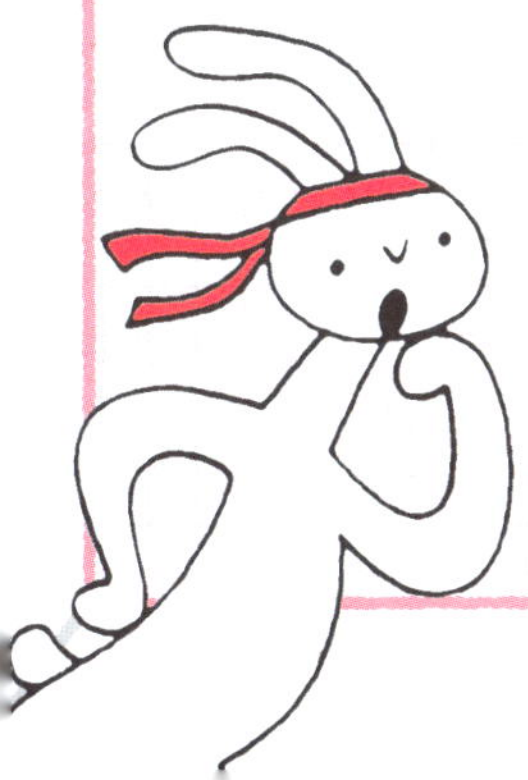

Answer

私は……

Lesson 5 解説

自分にもっとやさしく接し、自分のことを信じてみる

いま、自分自身を信頼できているでしょうか。自己愛性パーソナリティ障害の人は、じつは自分にやさしく接したり、自分自身を信じたりすることが苦手です。自分を大切にできないことが、対人関係の難しさにもつながっています。

スペシャルを求めた結果、「等身大の自分」が消えた

スペシャルを求めるのは、親の期待に応えたかったからでしょうか。人に「すごいね」と言われるのが誇らしかったからでしょうか。

特別であろうとがんばり、理想の自分像を思い描くうちに、どこかで自分を省みることをやめてしまったのかもしれません。自分は他人とは違う「スペシャルな存在」であると思い込むあまり、本来いたはずの「等身大の自分」を置き去りにしてしまったのです。「等身大の自分」は時間が経つにつれ、消えてしまいました。心のなかに、「等身大の自分」

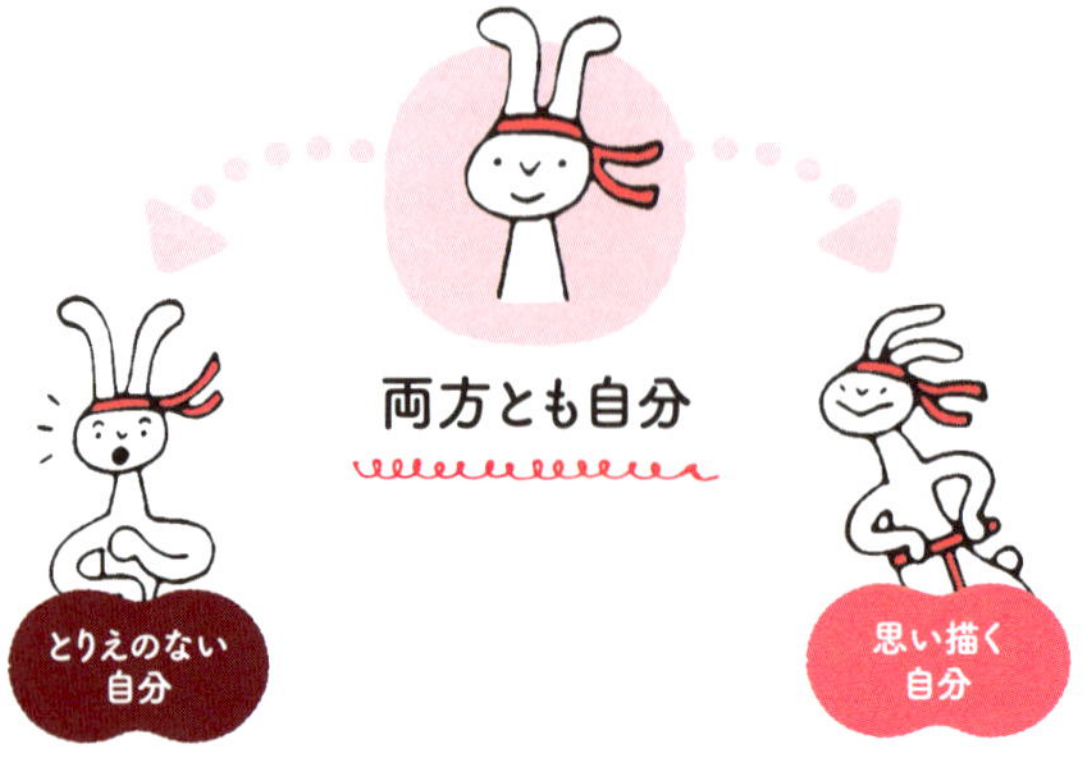
両方とも自分
とりえのない自分
思い描く自分

ふたつの自分を、やさしく受け入れる

「等身大の自分」は、自分のなかにいる「とりえのない自分」「思い描く自分」、両方とも自分自身の一部だということを認め、やさしく受け入れることから始まる。

の居場所はありません。

自己不信感をとり除き、「等身大の自分」をつくっていく

自分の心に残っているのは「思い描く自分」と「とりえのない自分」という偽のふたつの自分だけです。この尊大な自分と情けない自分は表裏一体となり、自分に対する不信感や、傷つきたくないという臆病さを引き起こします。

スペシャルな自分を求めても、結局心は不安でいっぱいになり、自分自身を認めることも、好きになることもできません。こんな気持ちでいたら、誰でも他人にやさしく接したり、人との信頼関係を築いたりすることはできないでしょう。

偽の自分同士がいがみ合っているうちは、「等身大の自分」は姿を現すことはできません。まず、偽の自分の存在をしっかりと見つめましょう。自分の心の姿を受け入れることが、第一歩です。

冷静に見つめていると心に余裕ができて、等身大の自分の居場所が生まれます。

等身大の自分を大切にできれば、人との関係もかわります。人を信頼し、人からも信頼される確かな関係を、必ず築いていけるでしょう。

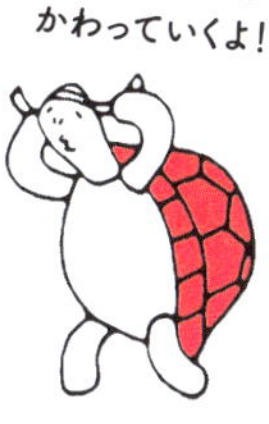
自分を認め、
受け入れることで、
自分もまわりも
かわっていくよ！

Lesson 6

ステージを上げることへの強いあこがれを抱いていませんか？

上昇のイメージに酔うだけで終わる

人生の目標への歩みを、あなたはなににたとえますか。コツコツ前進する登山より、一気に上昇するジェット機を夢見ていないでしょうか。「ステージを上げる」という言葉にひかれていませんか。人生の「前進」と「上昇」について考えてみましょう。

Question

到達するイメージで満足し、プランを練ることができない？

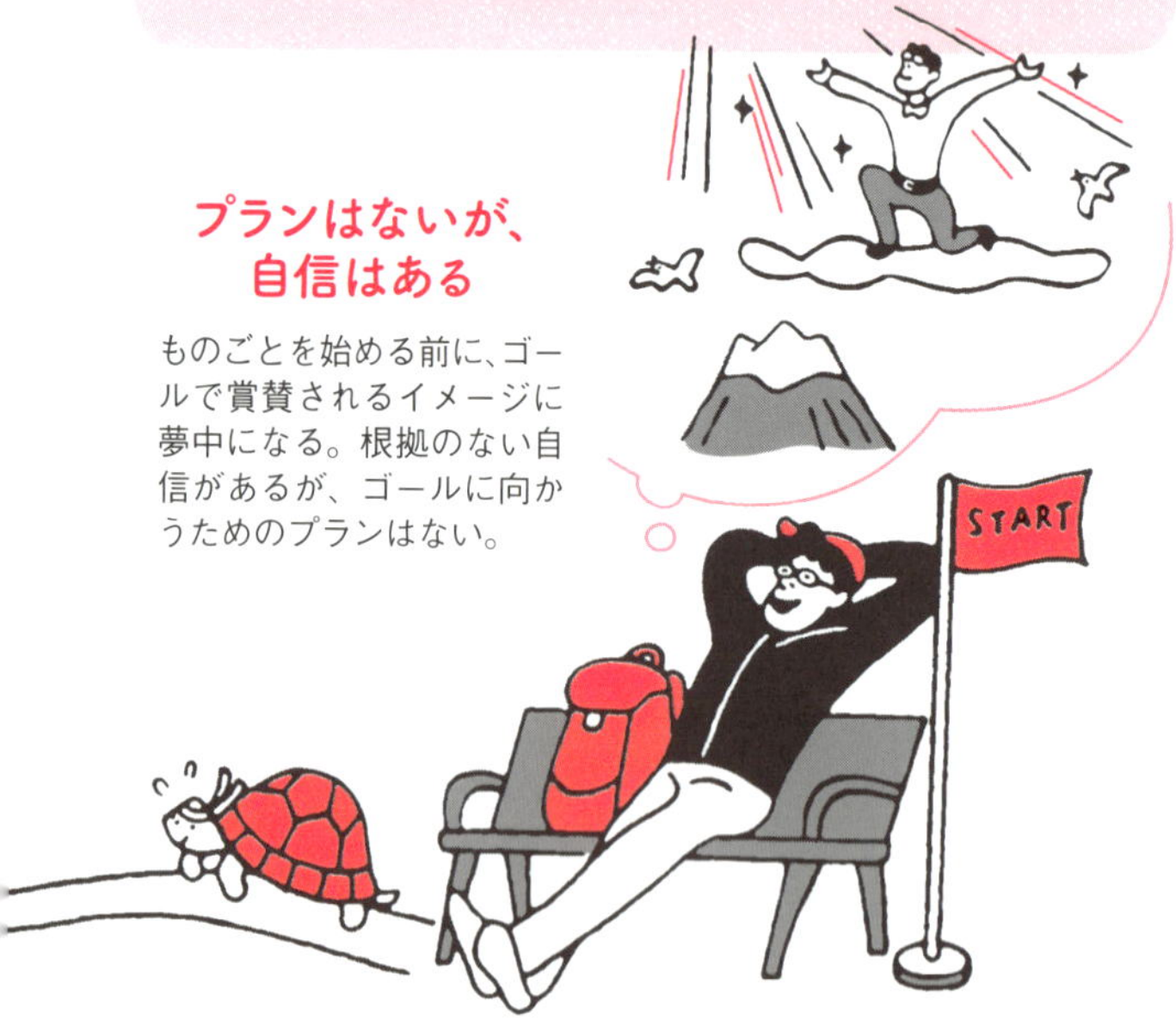

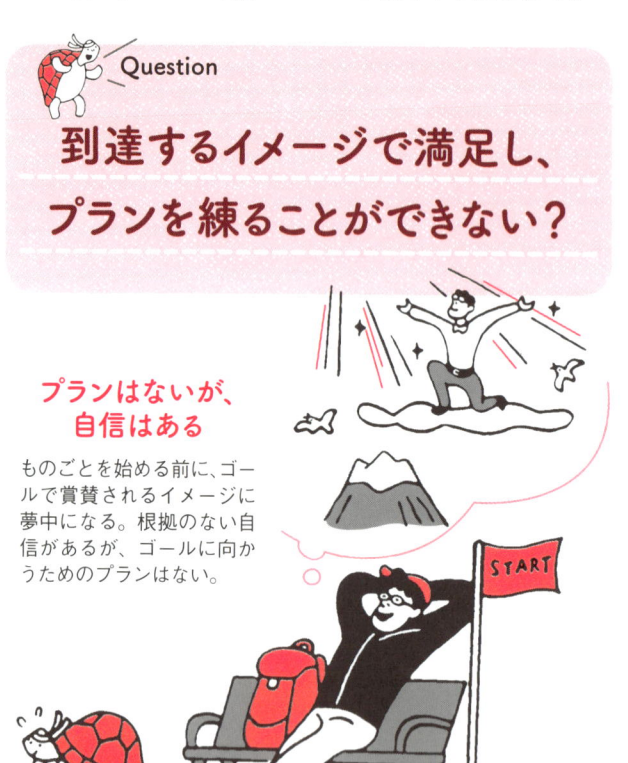

プランはないが、自信はある

ものごとを始める前に、ゴールで賞賛されるイメージに夢中になる。根拠のない自信があるが、ゴールに向かうためのプランはない。

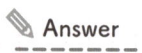

Answer

私は……

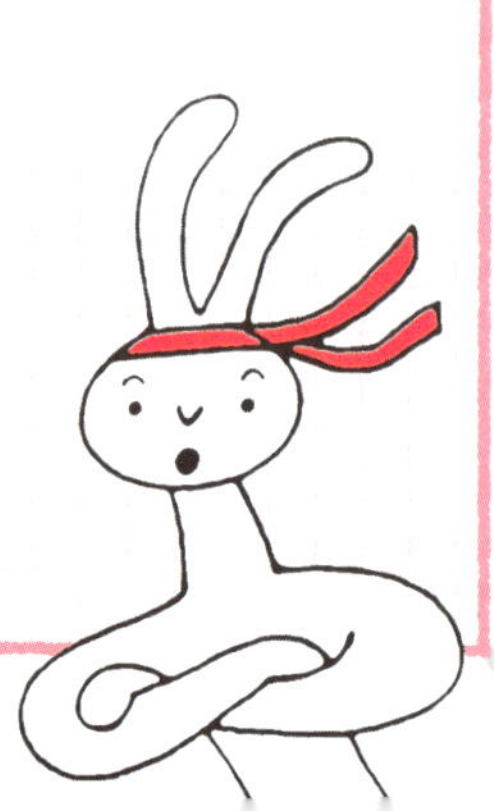

Question

たどり着けないとわかると、すぐやめてしまうのでは？

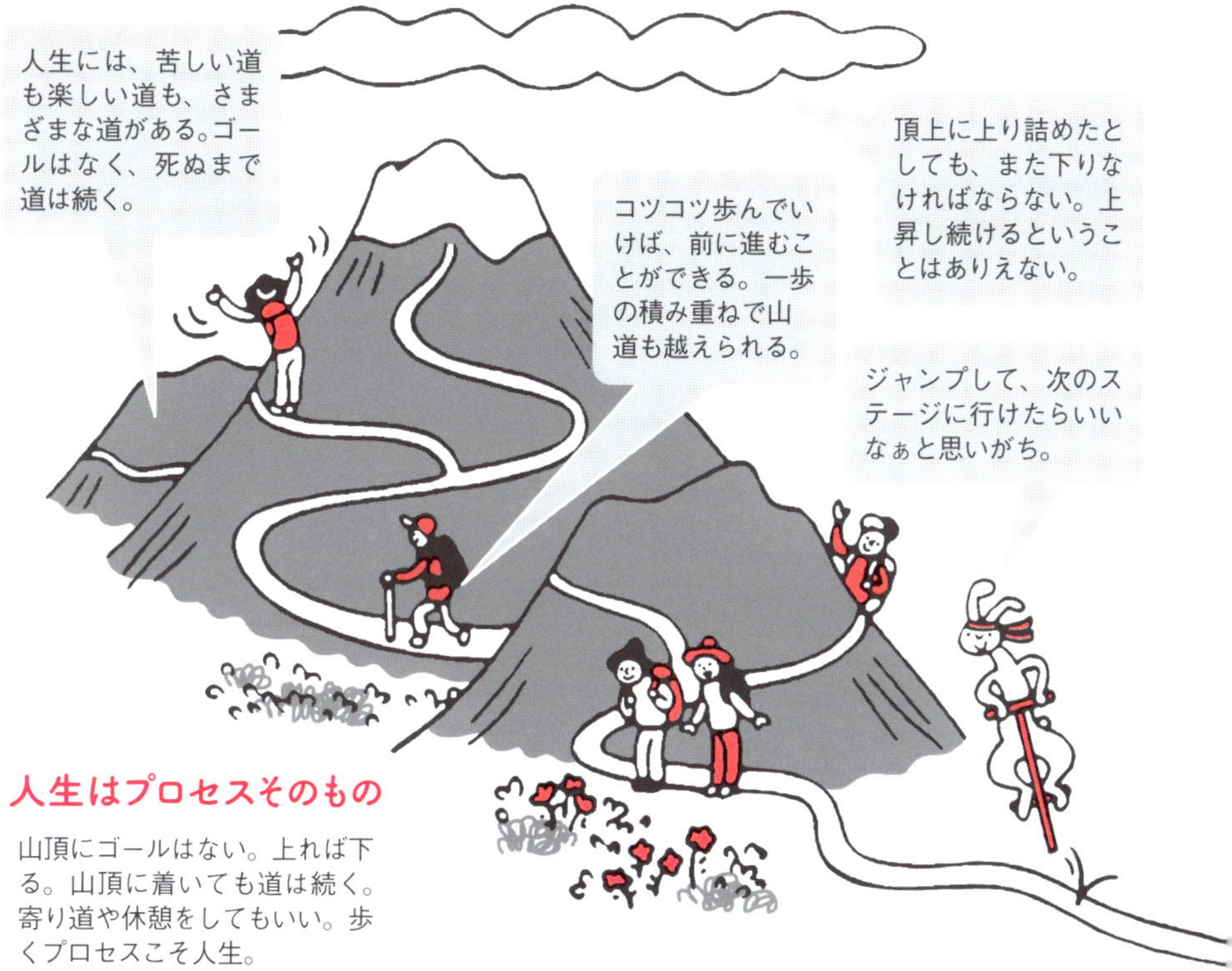
人生には、苦しい道も楽しい道も、さまざまな道がある。ゴールはなく、死ぬまで道は続く。
コツコツ歩んでいけば、前に進むことができる。一歩の積み重ねで山道も越えられる。
頂上に上り詰めたとしても、また下りなければならない。上昇し続けるということはありえない。
ジャンプして、次のステージに行けたらいいなぁと思いがち。

人生はプロセスそのもの

山頂にゴールはない。上れば下る。山頂に着いても道は続く。寄り道や休憩をしてもいい。歩くプロセスこそ人生。

Answer

私は……

Lesson⑥解説

上昇ではなく、前進する生き方にかえる

人が目標に向かって努力する姿は、山登りにたとえられます。また、出世や社会的成功を目指す人は、「上昇志向が強い」と表現されます。一歩ずつ前進する山登りと、一気に高みに上る上昇。自分の人生にどちらのイメージをもっていますか。

上昇のイメージに酔うが、達成しないで終わりがち

自己愛性パーソナリティ障害の人は、上昇に強いあこがれをもっています。コツコツと努力して前進する山登りよりも、ジェット機のように一気に上昇し、人生のステージを上げたいと望んでいるのです。「ステージを上げる」「次のステージ」という言葉に弱いのは、一瞬で、なんの努力もせずに高みに上ることを夢見ているから。栄光に満ちた自分の姿だけを強く心に描きながら、そこにたどり着くための具体的な道筋を描くことも、必要な努力をすることもありません。

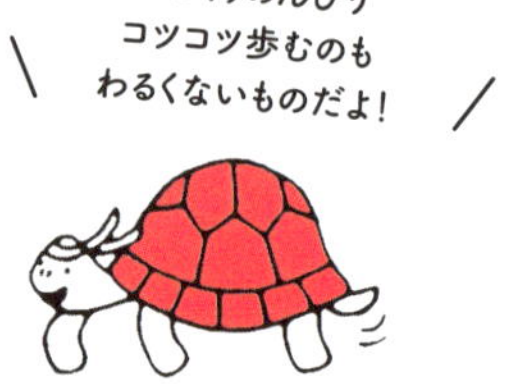
ゆっくりのんびり
コツコツ歩むのも
わるくないものだよ！

多くの場合、光輝く自分の姿に酔いしれるだけで、ゴールにたどり着けずに終わってしまいます。

前進する人生なら、倒れても起き上がってやり直せる

目標への歩みを上昇ではなく前進と捉えることができれば、人生はがらりとかわります。

山頂を目指して歩を進め、少しずつ前進します。上昇を目指している人にとって、失敗は墜落。再起は難しいかもしれませんが、山道で転んでも、起き上がってまた前進すればいいのです。

なにより違うのは、頂上までの歩みです。一気に上昇すれば、後は落下していくだけ。人生の意味はゴールインしかないと考えると、ゴールインできなければ価値は無になります。

けれども、山登りはそうではありません。山登りは、登っているあいだのプロセスが楽しいのです。鳥のさえずりを聞いたり、傍らに咲く花を楽しんだり。一歩一歩がすべて、豊かな人生へとかわっていきます。たとえ頂上までたどり着けなかったとしても、山に登ること自体が人生を彩り、心を満たしてくれます。結果ではなくプロセスを楽しむことで、人生は驚くほど実りあるものになるでしょう。

最高の楽器をつくったら?　バイオリン職人のプロセス主義

英国のバイオリン職人の話です。「人生最高の楽器ができたら、あなたは売りますか。手元に置きますか」という質問に、彼はこう答えます。「大切なのは、製作の過程。つくったモノの評価に関心はありません」。

もちろん、いい楽器ができればうれしいのでしょうが、彼はそれよりも、楽器をつくる工程自体を楽しんでいたのです。このプロセス主義こそが、人生に本来の豊かさを与えてくれるのです。

Lesson 7

家族は同じ物語をもっていると思っていませんか？

昔の体験が、事実と異なることもある

家族は小さな社会ですが、子どもにとっては世界そのもの。些細なことが大きな意味をもち、偏った記憶として刻まれていることもあります。昔の体験が本当はどうだったのか見直すことが、過去のこだわりを乗り越える糸口になるかもしれません。

Question

同じ体験でも、ほかの家族はどんな感想を抱いている？

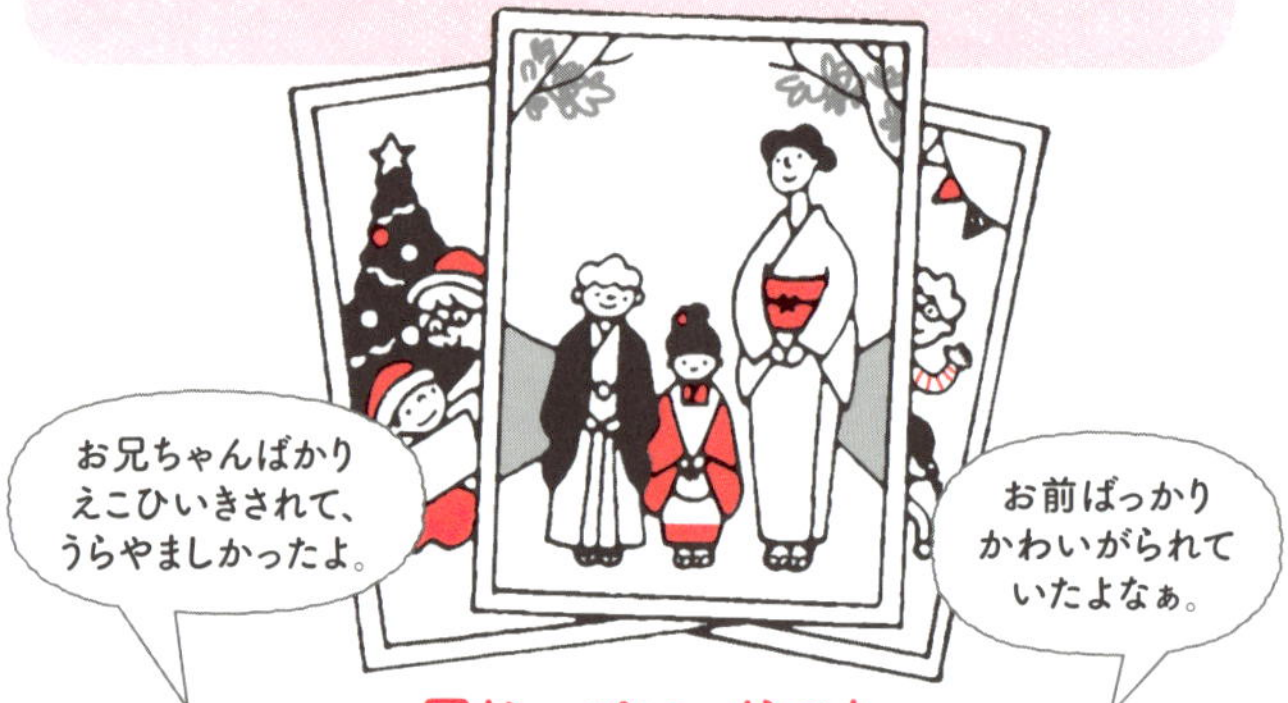

お兄ちゃんばかりえこひいきされて、うらやましかったよ。
お前ばっかりかわいがられていたよなぁ。

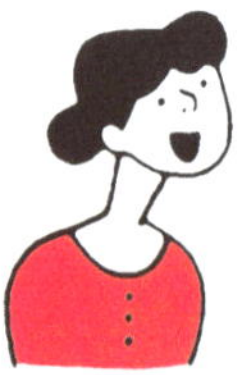

同じエピソードでも違う感じ方をしている

同時に同じ体験をしていると、あたかも親きょうだいが、自分と寸分違わず同じことを感じていると思いがち。しかし、改めて尋ねてみると、まったく違う印象をもっていることも多い。

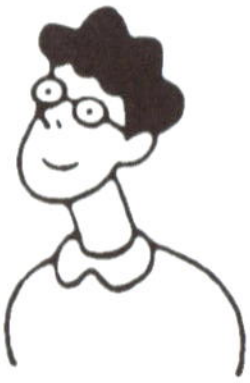

Answer

私は……

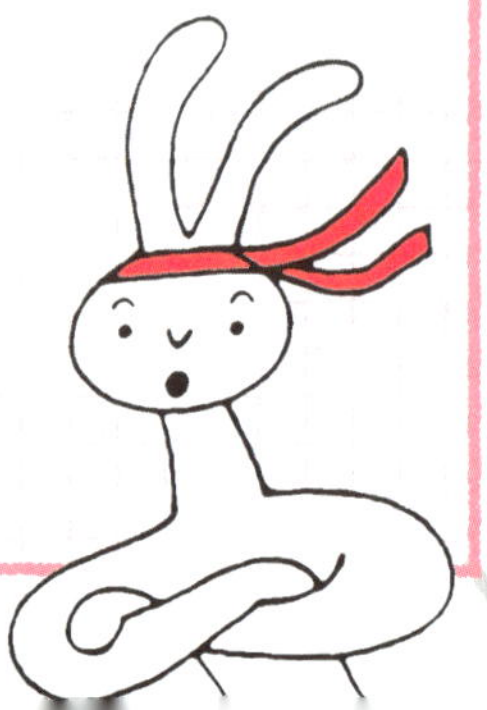

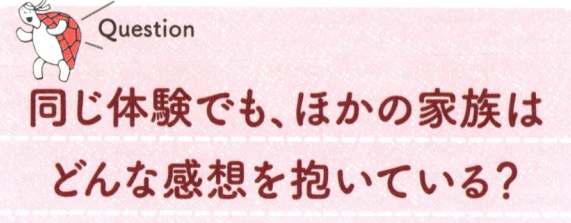

家族それぞれに独自の物語がある

自己愛性パーソナリティ障害は家族関係の影響が強く、家族についての気づきは欠かせません。大切なのは、家族がどうだったかよりも、家族についての偏った思い込みに気づくこと。家族はみんな別人格なのに自分と同一視していたり、家庭という閉じられた社会で、思い込みから抜け出せなかったり。家族ならではの問題に目を向けてみましょう。

Question

どんな家族の物語をもっている？
それは、家族みんな同じ物語？

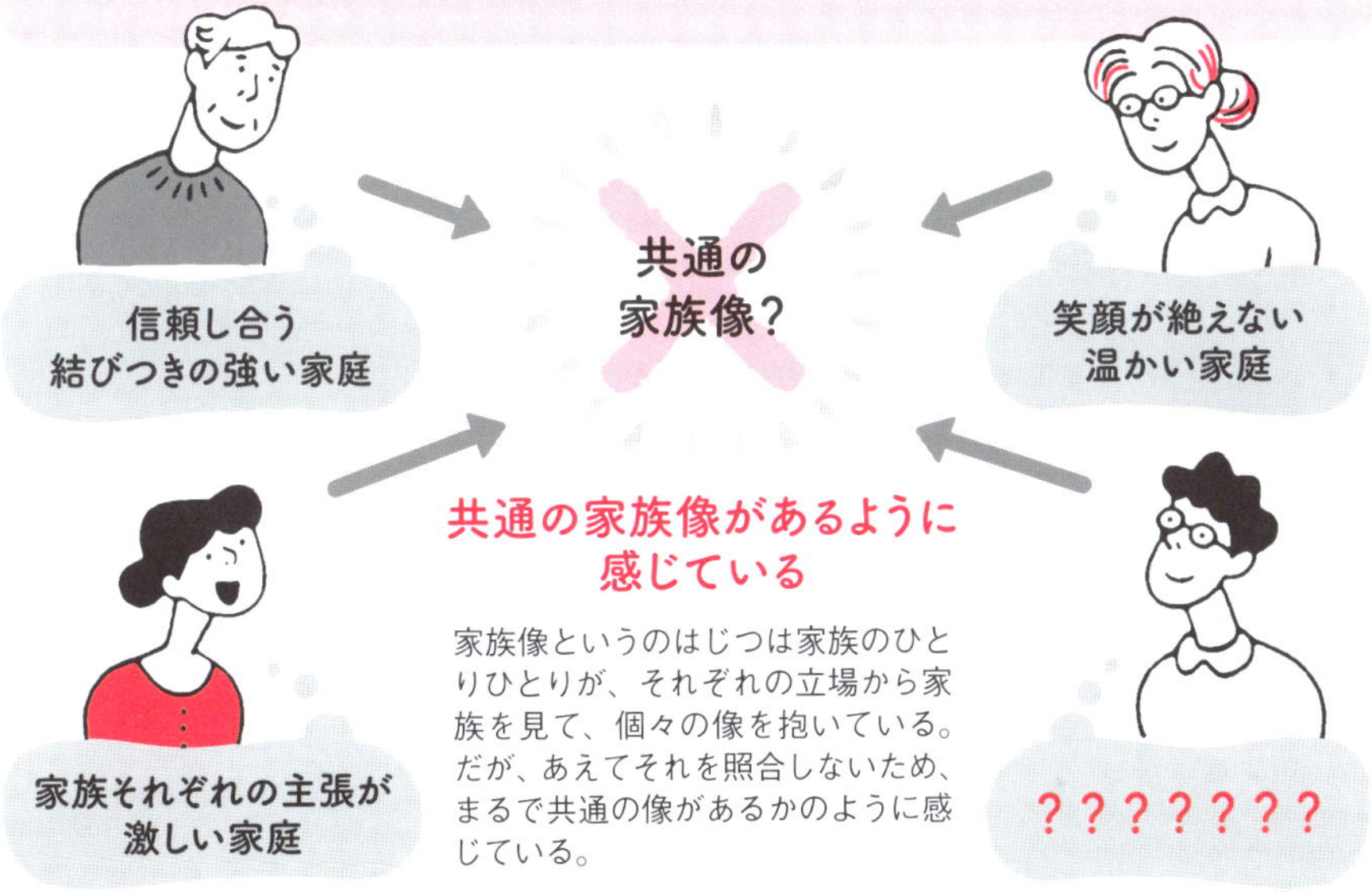
信頼し合う
結びつきの強い家庭
共通の
家族像？
笑顔が絶えない
温かい家庭
共通の家族像があるように
感じている
家族像というのはじつは家族のひとりひとりが、それぞれの立場から家族を見て、個々の像を抱いている。だが、あえてそれを照合しないため、まるで共通の像があるかのように感じている。
家族それぞれの主張が
激しい家庭
？？？？？？？

Answer

私は……

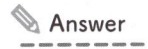

Lesson 7 解説

家族それぞれの立場や事情をイメージし、違いがあることを認める

誰でも昔をふり返れば、家族とのさまざまな思い出があります。楽しい思い出だけでなく、思い出しただけでつらくなる、悲しい記憶もあるでしょう。自分がつくり上げた「家族物語」を見直していきます。

個別の物語を共通の物語だと信じているのが家族

家族についてどんな物語をもっていますか。家族それぞれの物語は同じ内容ですか。多くの人は、家族について「温かい家庭」とか「自分勝手な人たち」などの家族像をもち、それぞれの家族の物語をもっています。けれどもそれは、あくまで自分の視点から見た家族のストーリーです。例えば、母親が「子どもに尽くした」と思っていても、子どもは「お母さんは冷たかった」と感じているケースもあります。幼い頃からひとつ屋根の下で暮らしていると、家族は同じ思いを共有するひとつの集団のように感じてしまいます。しかし実際は、家族とはそれぞれ個別の物語

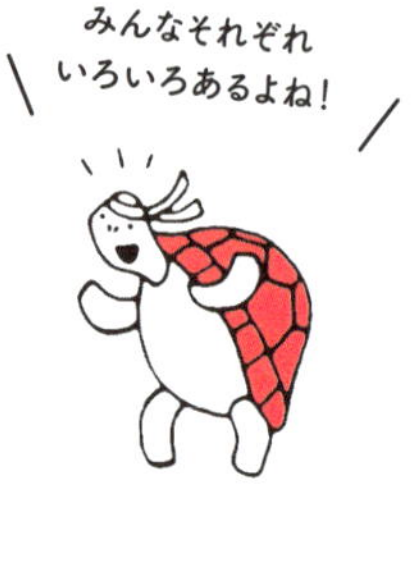
みんなそれぞれ
いろいろあるよね!

をもちながら、あたかもそれが共通の物語であるかのように信じている集団だといえます。

「家族物語」という幻想から自由になる

自己愛性パーソナリティ障害の人では、幼児期の生活史を覚えていないことがあり、なかでも母親に関係する記憶が抜け落ちているケースが少なくありません。幼児期に自尊心を傷つけられるようなできごとがあると、それを封印してしまいます。そうしなければ、原型となるいやな体験が浮かび上がり、自分を苦しめてしまうのです。

まず、自分が抱えている家族物語を自覚し、それが自分を支配する幻想だということを理解しましょう。そしてほかの家族の立場に立ち、それぞれに物語があることをイメージします。親きょうだいと自分とが、違う人間だと気づくことができれば、一歩前進です。次第に欠けていた記憶も戻り、少し冷静に過去を受け止めることができます。幻想から自由になることができるのです。

もしも、いやなできごとの原因が母親にあるのだと思い至ったとしたら、母親をひとりの人間として考え、母親の物語を想像してみましょう。母親以前に、人間なのだと考えると、負の感情も薄らぐものです。

それぞれの人生をイメージする

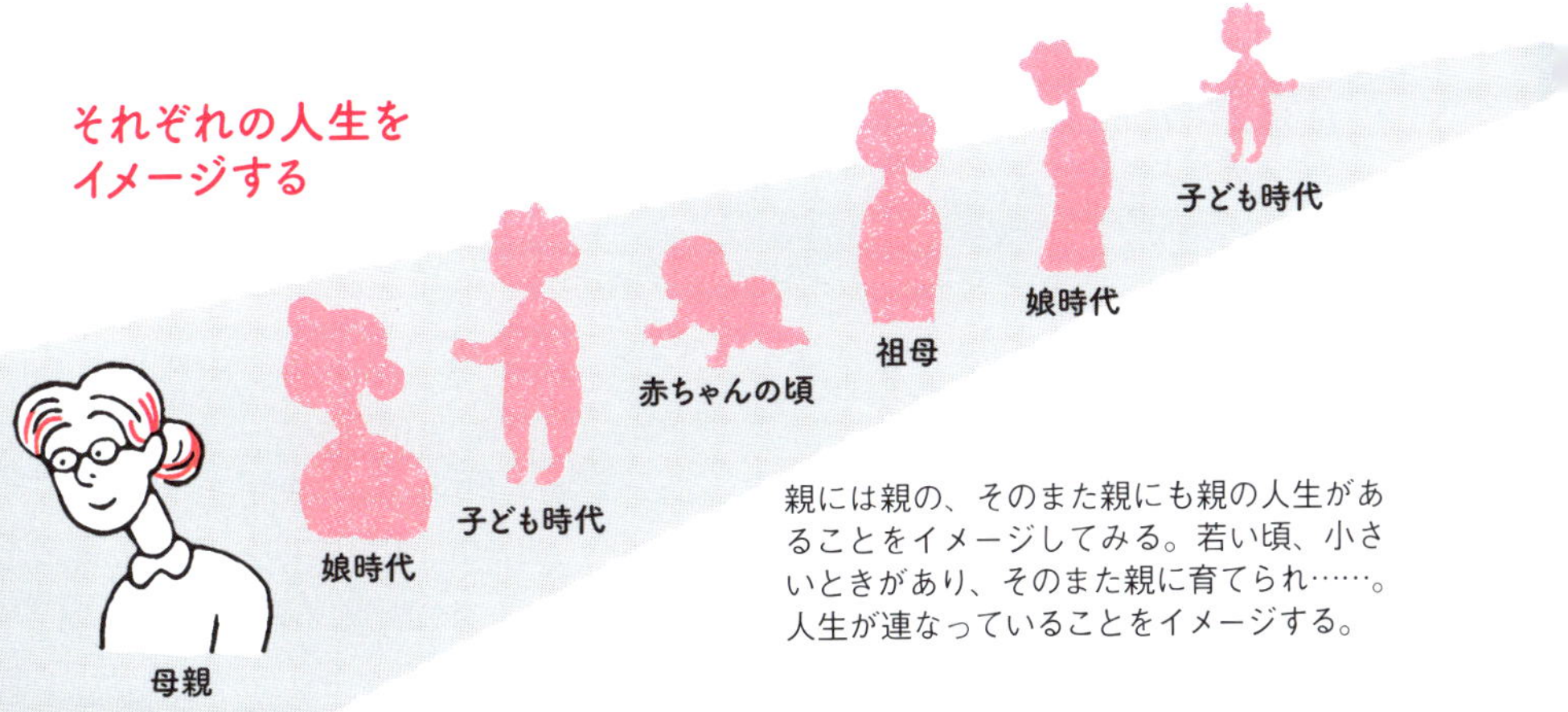

親には親の、そのまた親にも親の人生があることをイメージしてみる。若い頃、小さいときがあり、そのまた親に育てられ……。人生が連なっていることをイメージする。

Lesson 8

誰かの役に立たなければ、生きる価値がないと思っていませんか？

「存在意義」を求めると生きづらくなる

つい「人生には意味が必要だ」と思ってしまいがちです。生きる理由を求めすぎると、生きづらさが増していきます。森にすむ熊は、自分の存在に意味を求めているでしょうか。「生きる価値」について、いま一度考えていきましょう。

Question

生きる理由を問われると、焦りやいらだちを感じるのでは？

生きものが生きるのは当たり前

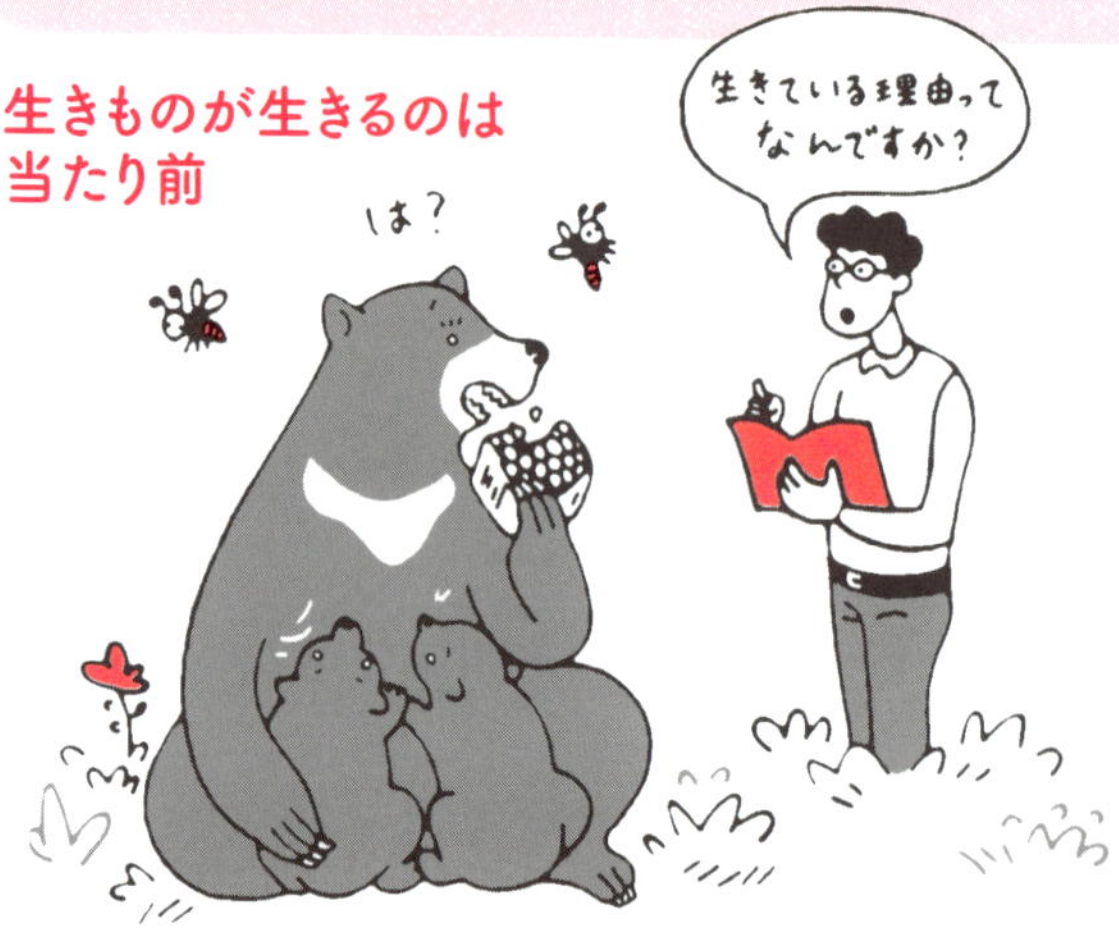

生命活動自体には理由がない。人もそれ以外の生きものも、理由なく生まれ、生きて死んでいく。生きものが生きるのは当たり前。存在意義を求めること自体に意味がない。

Answer

私は……

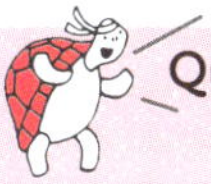

Question

自分しかできない特別な役割を追い求めてしまうのでは？

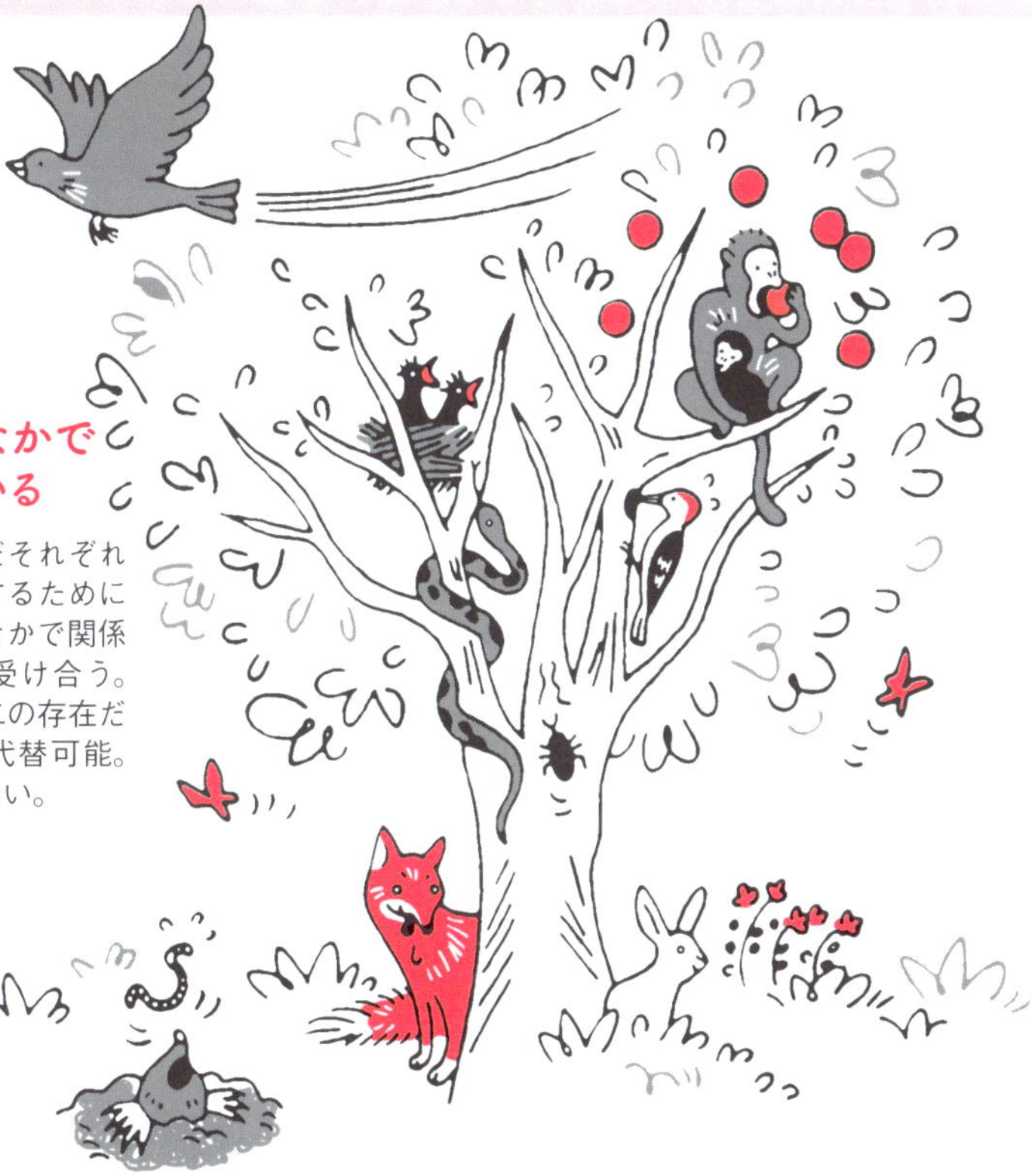

関係性のなかで生きている

生きものは、ただそれぞれの命をまっとうするために活動する。そのなかで関係が生じ、影響を受け合う。一個体は唯一無二の存在だが、役割自体は代替可能。必然性や意義はない。

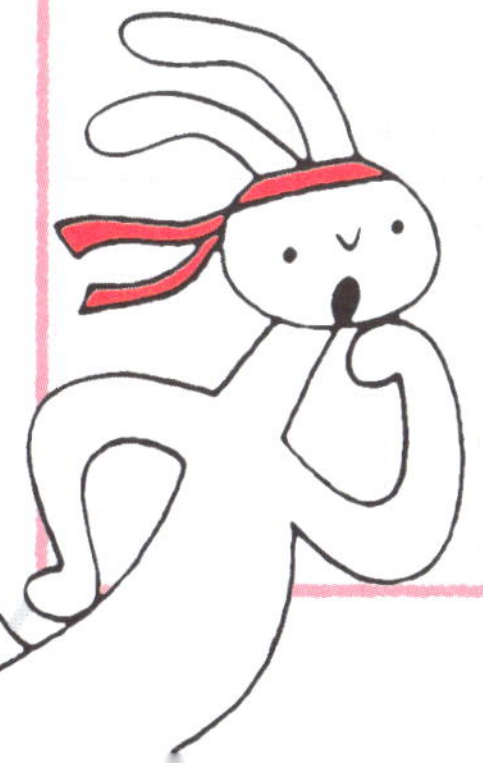

Answer

私は……

Lesson 8 解説

自分が存在することに特別な理由などいらないことを知る

誰かの役に立っているとき、人は自分に存在価値があると感じます。けれども、そういう人生でなければ、本当に価値がないのでしょうか。

存在意義や意味、価値、理由ばかり求めてしまう

自己愛性パーソナリティ障害の人は、いつも人生に存在価値を求めています。「なんのために生きるのかわからない」「他人の役に立っている自分しか認められない」と言う人が多いのです。このため、順風満帆で目標に突き進んでいるときには、人生の価値を感じていますが、失敗して人におくれをとり、目標に届かないと思ったとたん、人生が無意味になり、生きる理由を失います。

人生に価値を見出さなくてはいけないという焦りにも似た思いが、毎日を生きづらいものにしています。こうした強迫観念から「自分探し」の旅に出て、「幸せの青い鳥」を求め続ける人もいます。

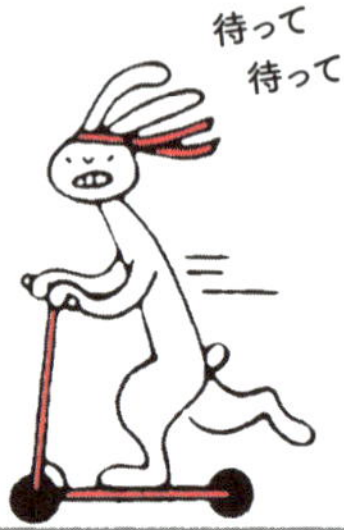

青い鳥は、もっと穏やかな安心や満足なのでは？

けれども、生きるために理由がいるのは、それ自体がじつは病理なのです。人はほかの動物と同じように、本来、生存を志向するようにプログラムされています。生存は生物学的に当たり前のことであり、生存理由というものなどは、そもそもありません。

「あなたはどうして生きているのですか？」と聞かれると、誰もが絶句するものです。生存理由が必要だと強く感じること自体に、自己愛性パーソナリティ障害の病理があります。例えば、森にすむ動物たちは、誰も自分が生きる意味など問わないでしょう。それぞれが自分の生存を追求し、その関係性のなかで、みんな存在しているのです。

人生に意味や価値を求め、先ばかり見ていても生きづらさが増すばかり。まず、いまの自分を見つめてみましょう。

そうやって自分を受け入れていくと、等身大の自分が現れます。自分の声に耳を傾け、大切に育ててください。やがて、追い求めていた青い鳥が、もっと穏やかで持続可能な安心や満足であるということに、気づくはずです。そのとき心は、苦しめられてきた生きづらさからも自由になっていることでしょう。

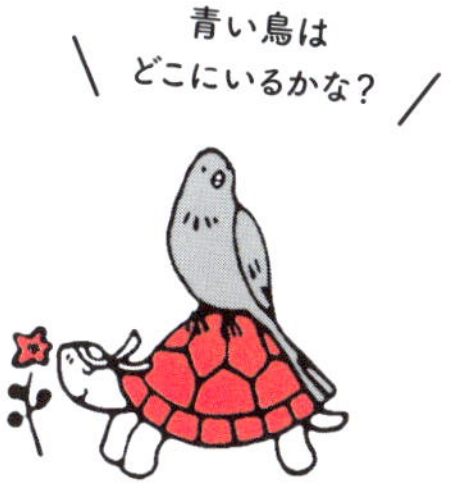
青い鳥は
どこにいるかな？

Doctor's VOICE

境界性パーソナリティ障害と合併していることもある

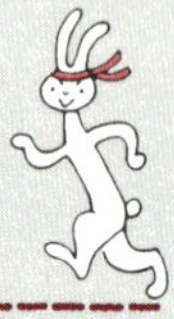

「見捨てられたくない」不安で問題行動をくり返す

境界性パーソナリティ障害は、自己中心的で対人トラブルを生じるなど、自己愛性パーソナリティ障害との共通点もありますが、特徴的なのが「見捨てられたくない」不安。

「自分はいらない人間なのではないか」という強迫観念からリストカットなどの自傷行為に及んだり、嘘で人の気を引いたりするなどの問題行動に走り、友だちが離れていき、不安がさらに強まります。薬や飲酒、性的行動に依存する人もいます。

かつては神経症と精神疾患のボーダーライン＝境界にあると考えられていたために「境界性」とよばれるようになりましたが、現在では、どちらでもないことがわかっています。

境界性パーソナリティ障害は、自己愛性パーソナリティ障害とともに、乳幼児期の母子（父子）関係が大きく影響しており、厳密に分類することは容易ではありません。両者が混在することもあり、境界性の症状が落ち着いた後、自己愛性の症状が現れることもあります。

母子が互いに依存し合う「共依存」関係も多い

境界性パーソナリティ障害のもうひとつの特徴が、母子が依存し合う「共依存」です。自分の存在価値を感じるために互いに依存し、相手を操作しようとする関係で、「愛情による支配」ともいわれます。子どもが依存するときはかわいがり、自立しようとすると冷淡に接し、妨げようとする行動は典型です。

さらに自己愛性、境界性ともに、発達障害が隠れていることも多く、適切な対応が必要です。

Part4

治療と周囲の対応

医療機関だから、周囲の人だから、手助けできることがある

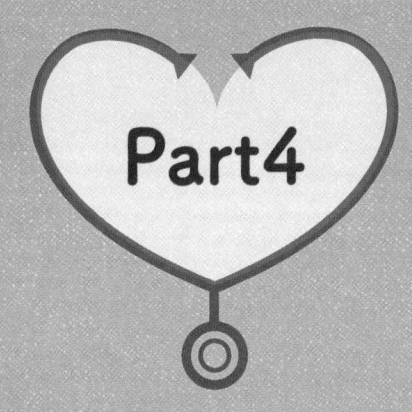

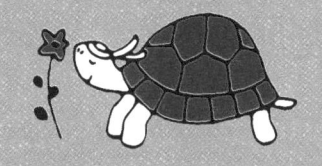

「わかってくれる」「強い」「やさしい」手応えのあるおとなとの出会いでかわれる

三位一体の存在が必要

自己愛性パーソナリティ障害を治す鍵は、適切な治療者との出会い。「わかってくれる」「強い」「やさしい」三位一体の存在である手応えのあるおとなと出会うと、自分の理想像を治療者に重ね、話を聞けるようになります。治療者が、現実世界で生き抜くための方向性を示すと、本人は、それに沿って価値観をかえていこうとします。

1 本人のことをわかってくれる

自己愛性パーソナリティ障害の深い病理をじゅうぶんに理解し、本人のことをわかろうとし、解決の方向を明確に示すことができる。

本人の内部での変化

手応えのあるおとなだと認める

▼

この人の話なら聞いてみよう

▼

現実の方向性が見えてきた

▼

自分の価値観をかえていこう

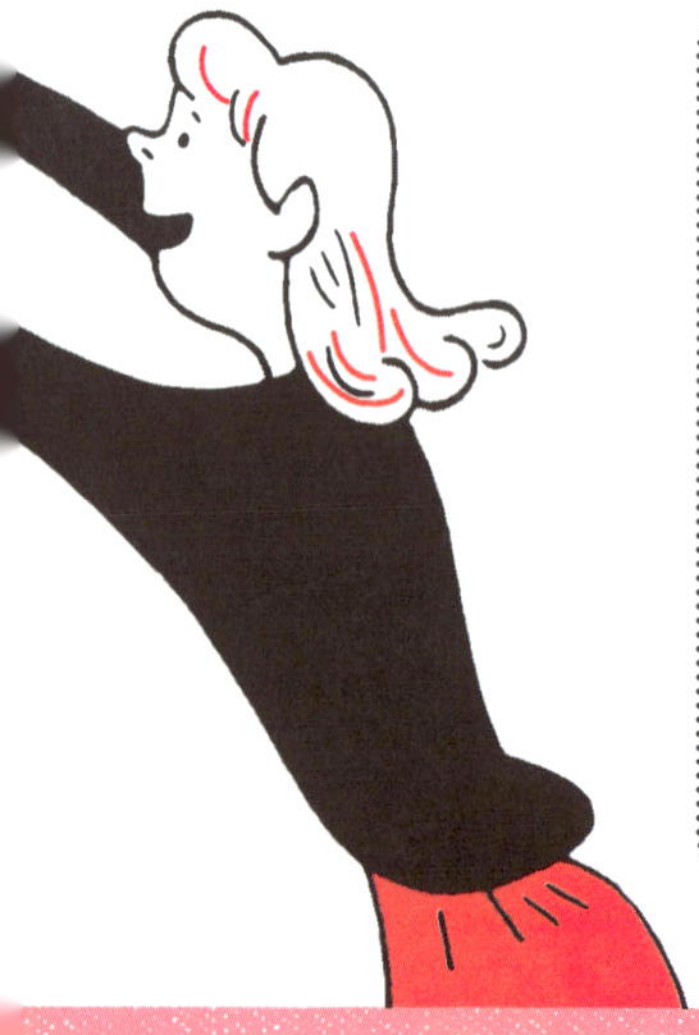

手応えのあるおとな

治療中に本人が見せる攻撃性、怒り、嫉妬と羨望の感情、見下しなども吸収する。病理の構造を示し、本人が最終的に価値観をかえたいと思うように接する。

2 人間的な強さがある

威圧や支配の強さではなく「壊れない」という意味に近い。たじろがずに、本人を受け止め、感情的にならず、ひるまない。

3 慈悲深いやさしさがある

本人のつらさや痛みを、敏感に察知することができ、さらに批判を加えずに、本人の気持ちをまるごと受け入れることができる。

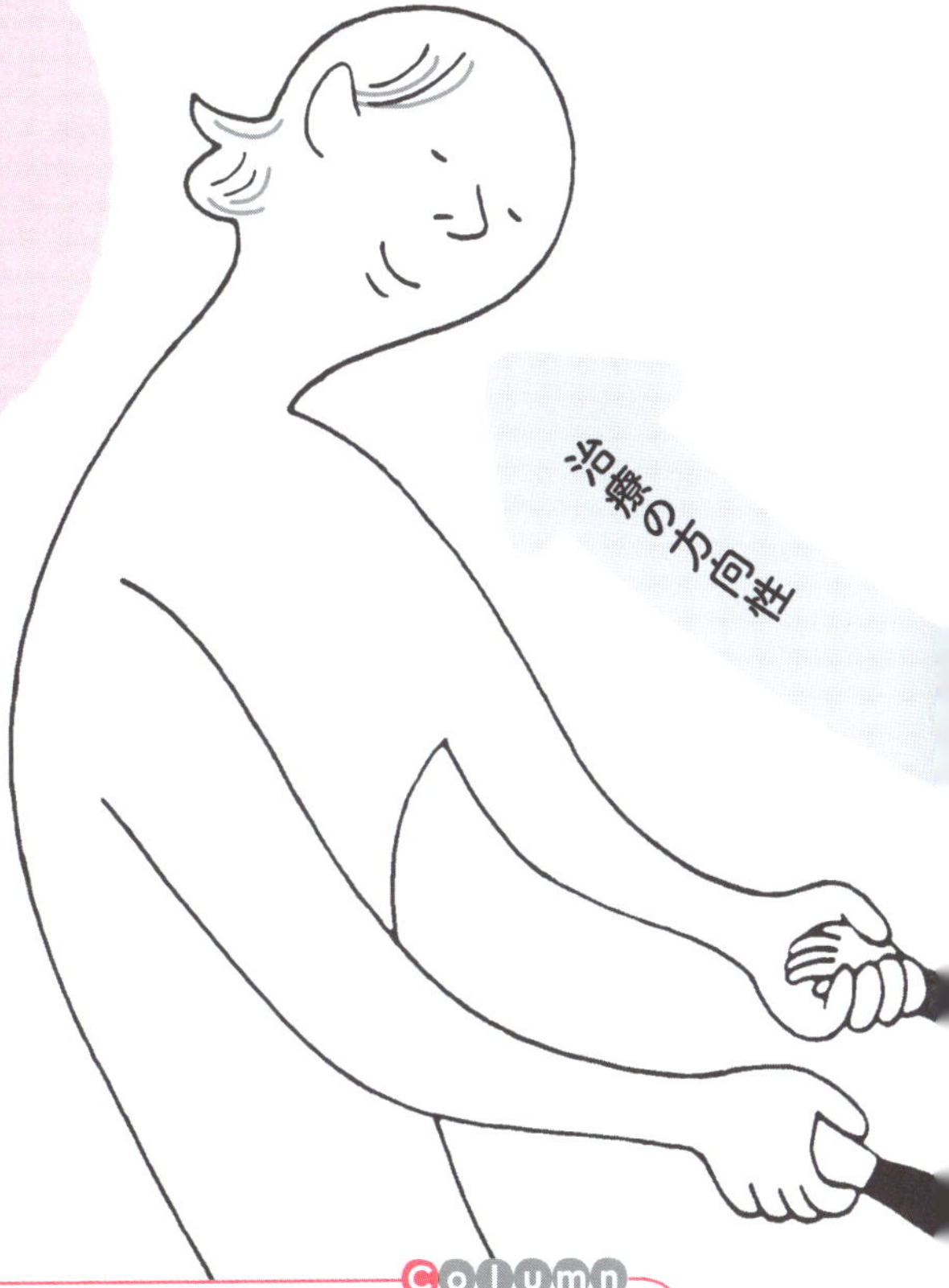

Column

信頼できる上司や先輩が治療者の代役になることも

３つの条件を備えていれば、先輩や上司であっても、治療者の役割を務めることができます。本人が信頼できるおとなと接するうちに、価値観を改めようとするからです。一方で、反社会的カルト集団のリーダーなどに陶酔し、とり込まれたりするケースもあります。

医療機関の意義①

自由診療で個人精神療法を引き受けるクリニックなどを探す

自己愛性パーソナリティ障害の人は、日々生きづらさを感じて生きています。しかし、適切な治療者と出会い、自らの価値観をかえていくことで、治すことができる病気です。

治療者は「触媒」。時間をかけて治療する

治療の大きな目標は、「思い描く自分」と「とりえのない自分」しかない自己感覚をかえ、「等身大の自分」という新たな感覚を得ることです。自分以上でもない、自分以下でもない、ありのままの自分をつくり出すことができれば、症状は改善していきます。幻想から自由になり、自分を好きになることが治療の目標です。

とはいえ、幼い頃から植えつけられた価値観は簡単にはかえられません。ひとりで考えているだけでは、悩みは深まるばかりです。そこで、時間をかけて変化を助ける「触媒」としての治療者が必要となります。

心の病気にかかわる職業とその役割

臨床心理士

大学で心理学学士を取得後、3年間の博士課程を経てなる。公益財団法人日本臨床心理士資格認定協会の認定資格。治療方針や計画を立て、認知行動療法、治療効果の評価や研究を行う。

精神科医

医学部の学士を取得後に、3年間の博士課程を経て、精神科医になることができる。国家資格。精神医学的診断を行い、薬物療法と身体的治療などを施すことができる。

カウンセラーによる治療が望ましい

しかし、いまの日本の保険制度では、この病気に適した治療者を探すのは困難です。この病気は、薬だけでは治せません。長時間のカウンセリングが必要です。ところが、医師が患者さんひとりひとりのカウンセリングに本来必要な時間を割くと、保険診療ではじゅうぶんな診療報酬が得られず、医療現場が立ち行かなくなる構造的な問題があるのです。たとえこの病気からうつになり、医師のもとに駆け込んだとしても、うつに対する薬を処方されるだけで、根本的な治療には至りません。結果として、なんらかの症状をくり返すことになります。

自己愛性パーソナリティ障害を疑い、治療を望むなら、本人、または家族や周りの人が、自分で医療機関を探す必要があります。

具体的には、個人精神療法（カウンセリング）を行うクリニックを尋ねます。自由診療のクリニックや、保険診療でも自由診療を設けているクリニック、またはカウンセリングセンターなどが、選択肢となります。

料金は、1時間最低でも8000円。一般的には1万～1万2000円が相場ですが、精神科医が行うカウンセリングは、それよりも高くなります。5000円以下では安すぎるので注意が必要です。

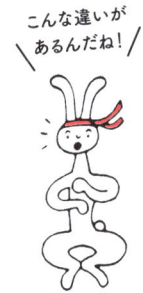

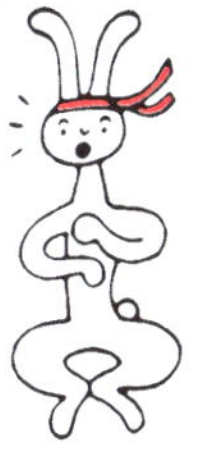
こんな違いがあるんだね！

カウンセラー

1～3年の訓練コースを修め、なることができる（大学の修士課程以外でもなれる）。悩みや問題を抱えた人に対話を通じて、問題解決のための助言を与えるカウンセリングを行う。

心理療法士（サイコセラピスト）

数か月～数年の、いろいろな訓練コースを経てなることができる。心理療法（精神療法）を行う人のことで対話やワークなどを通じて心の変容を導く。投薬や診断などは行えない。

医療機関の意義②

治療は1～3年かかる。薬が治癒をはやめることもある

医療機関を訪ねる人は、誰でも「はやく治してほしい」と思うものです。けれども、自己愛性パーソナリティ障害に即効性のある薬はありません。医師、もしくはカウンセラーなどが患者さんと向き合いながら、一歩一歩治療を進めていきます。

人によって異なるが1～3年かかることが多い

最初の面接の際、多くの場合、病歴や養育歴、これまでの生活環境や生活史についてのヒアリングが行われます。

それから、受診理由も明確にします。自己愛性パーソナリティ障害の場合、なにか困ったことが起こらなければ受診に至りません。会社の対人関係や家族間トラブル、挫折から生じた抑うつ症状など、受診のきっかけとなったできごとや症状を確認することはとても重要です。医師は、面接で得られたあらゆる情報をもとに診断を下し、治療の目標と具

治療で使われるおもな薬

抑うつに対して

SNRI（セロトニン・ノルアドレナリン再とり込み阻害薬）	SSRI（選択的セロトニン再とり込み阻害薬）
一般名：ミルナシプラン、デュロキセチン、ベンラファキシン	一般名：フルボキサミン、パロキセチン、セルトラリン、エスシタロプラム
抗うつ薬。不足している神経伝達物質セロトニンやノルアドレナリンの再とり込みを防ぎ、脳内量を増やす。	抗うつ薬。不足している神経伝達物質セロトニンの再とり込みを防ぎ、脳内量を増やす。
副作用 眠気、めまい、吐き気、便秘、排尿障害 など	副作用 吐き気、便秘、下痢、口渇、眠気、頭痛 など

体的な治療計画を立てます。

治療期間は人によって異なりますが、1～3年程度が目安です。うつや摂食障害など、たいてい主訴の病気が別にあります。これらは、自己愛性パーソナリティ障害の治療とともに、次第に治っていきます。

主訴に対して薬を使うと、障害の治りが3割程度よくなる

自己愛性パーソナリティ障害を治す薬はありませんが、主訴の症状に対しては薬を使うこともあります。

もっとも多いのがうつで、抗うつ剤が処方されます。抗てんかん薬や抗精神病薬が出されることもあります。また、薬の副作用を抑える薬や睡眠薬も、必要に応じて処方されます。

とくに治療の初期段階に、薬によって不快な症状をやわらげることは、カウンセリングでの治療にもよい作用を及ぼします。一般に、治療効果を3割程度底上げすると考えられています。

ただし、薬が処方できるのは医師のみです。カウンセラーしかいないカウンセリングセンターでは、薬を出すことはできません。このため、主訴が強く、症状がなかなか改善されないと感じるときは、精神科医のいる医療機関に相談することをおすすめします。

衝動に対して

非定型抗精神病薬

一般名：リスペリドン、ペロスピロン塩酸塩水和物、ブロナンセリン

統合失調症の治療に用いられる抗精神病薬。気持ちの高ぶりを抑える作用がある。

副作用 不眠、めまい、錐体外路症状（手の震え、体の硬直）、体重の増加、眠気、口の渇き など

気分の波に対して

バルプロ酸ナトリウム

一般名：デパケン、セレニカ

てんかんや躁病などの改善薬。脳内のGABA（γ-アミノ酪酸）の神経伝達物質促進作用により、神経の興奮を抑え、気分を落ち着かせる。

副作用 発熱、嘔吐、発疹、頭痛、倦怠感、肝機能障害 など

治療の方針

本人の内にある病理をとり出し、自分自身で扱えるようにする

治療では、人格の障害を治すというより、本人のもつ「自己愛の構造」を本人の手で修正していく必要があります。そのために治療者は、本人が自分の病理に気づき、自分の手で扱えるように手助けをします。

治療は、病気のしくみを知ることから始める

本人を苦しめている病理は、自分の思考パターンです。けれども、現実の世界をコントロールしているのが自分の内面であることに、本人は気づかず、もがき続けています。

この思考パターンをかえるには、本人に共感しひたすら話を傾聴するタイプの一般的なカウンセリングは役に立ちません。たとえ一時的に気分がよくなっても、すぐにつらさや苦しさを感じるようになります。

必要なのは、自分で自分の精神病理の構造に気づくこと。病理をはっきり自覚することができれば、自ら治したいと考え、自分の手で病理を

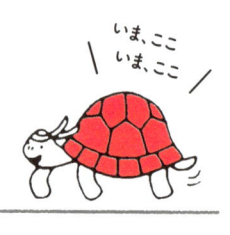

扱えるようになります。医師のカウンセリングは、あくまでそのサポートです。

つねに「いま、ここ」について考える

自己愛性パーソナリティ障害の場合、病気のしくみの原型は幼児期につくられます。幼児期と同じような構造をもつできごとに触れると、くり返し自動的にしくみが再現し、強化されていきます。それによって、ゆがめられた現実に支配されていくのです。

大事なのは「いま、ここ」に焦点を当て、眼の前の現実に直面し、適切な選択をしていくこと。いまさらどうすることもできない過去について考えることは、マイナスにこそなれ、プラスにはなりません。

例えば母親が、一瞬子どもの手を放したすきに、子どもが交通事故に遭いケガをしたとしましょう。どんなに悔やみ、または、手を握っていれば……と考えたところで、事故の前に戻ることはできません。

いますべきことは、ケガを治し、リハビリをすること。そして今後は気をつけようと心に刻むことです。

治療においても同様です。過去を引きずらず、つねに「いま、ここ」を見ることが、気持ちを前向きにし、治療の効果を上げます。

発達障害がある場合は、方針をかえることもある

自己愛性パーソナリティ障害は、よく発達障害と合併します。とくにアスペルガー症候群や自閉症があると、想像力や共感性に欠けることが多いため、カウンセリングのなかで本人に気づきを求める方法での治療は困難です。結論を先に示し、より具体的な説明が必要です。

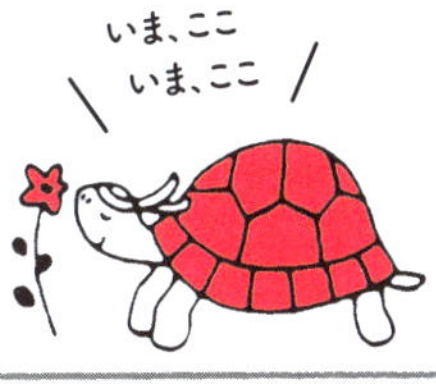

周囲の対応

本人との関係性で対応は異なる。まず8つの対応の基本を守って

自己愛性パーソナリティ障害の人とのつき合い方は難しく、周囲は対応に頭を悩ませます。配偶者なのか親なのか、会社の上司や部下なのか、本人との関係性によってとるべき対応は異なりますが、どんな関係でも、守るべき基本的姿勢があります。本人と接する際には、必ず、次の8つのポイントを念頭において対応してください。

❶ 気持ちをわかってあげる

「気持ちをわかってもらえた」という感覚をもつことが、良好な関係の土台に。この土台ができれば、本人は相手の言葉にも素直に耳を傾けます。

❷ 目線を本人と同じ高さに

話をするときには、本人と同じ目線に立つこと。上から目線で叱れば反発し、へりくだれば見下されてしまいます。

❸ 言い訳をしない

言い訳やとり繕いをする人とは、信頼関係が築けません。周囲の人は、

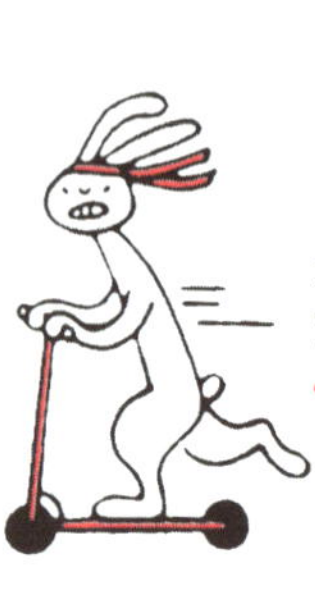

障害の発覚

本人は自覚がないまま
対人トラブルが発生
→p18

自分の言動についても客観的に判断する誠実な姿勢が大切です。

❹わかろうとする態度を示す

本人の気持ちを「わかったつもり」になるのはNG。自分の判断だけで決めつけず「あなたの気持ちをわかろうとしている」という態度をつねに示すことで、信頼が築かれます。

❺お役人的な態度、硬直的な態度をとらない

本人の言動に対し、心の動きをわかろうとせず決まりきった対応しかしないと、「なにを言っても無駄」と心を閉ざしてしまいます。

❻支配的な態度、威圧的な態度をとらない

力関係に敏感なので、支配的、威圧的な態度の相手には、自分のほうが上に立とうという気持ちがわき、反発してしまいます。

❼こちらがまちがったときにはきちんと謝罪する

自分の非を認めなかったり、心のこもらない謝罪の言葉でごまかしたりするようでは、信頼は得られません。誤りを認め、「ごめんなさい」と、きちんとした言葉で謝罪する人に対しては、素直になります。

❽規則優先な対応は避けるが原則は譲らない

一方的な規則を押しつけず、本人も納得したルールを守らせることが大事。守らなければ、ルールを確認し、理解させたうえで守らせます。

お互いが変化することで好転

治療とともに本人のパーソナリティが変化し、同時に周囲の対応が変化すると相乗効果で好転していく。

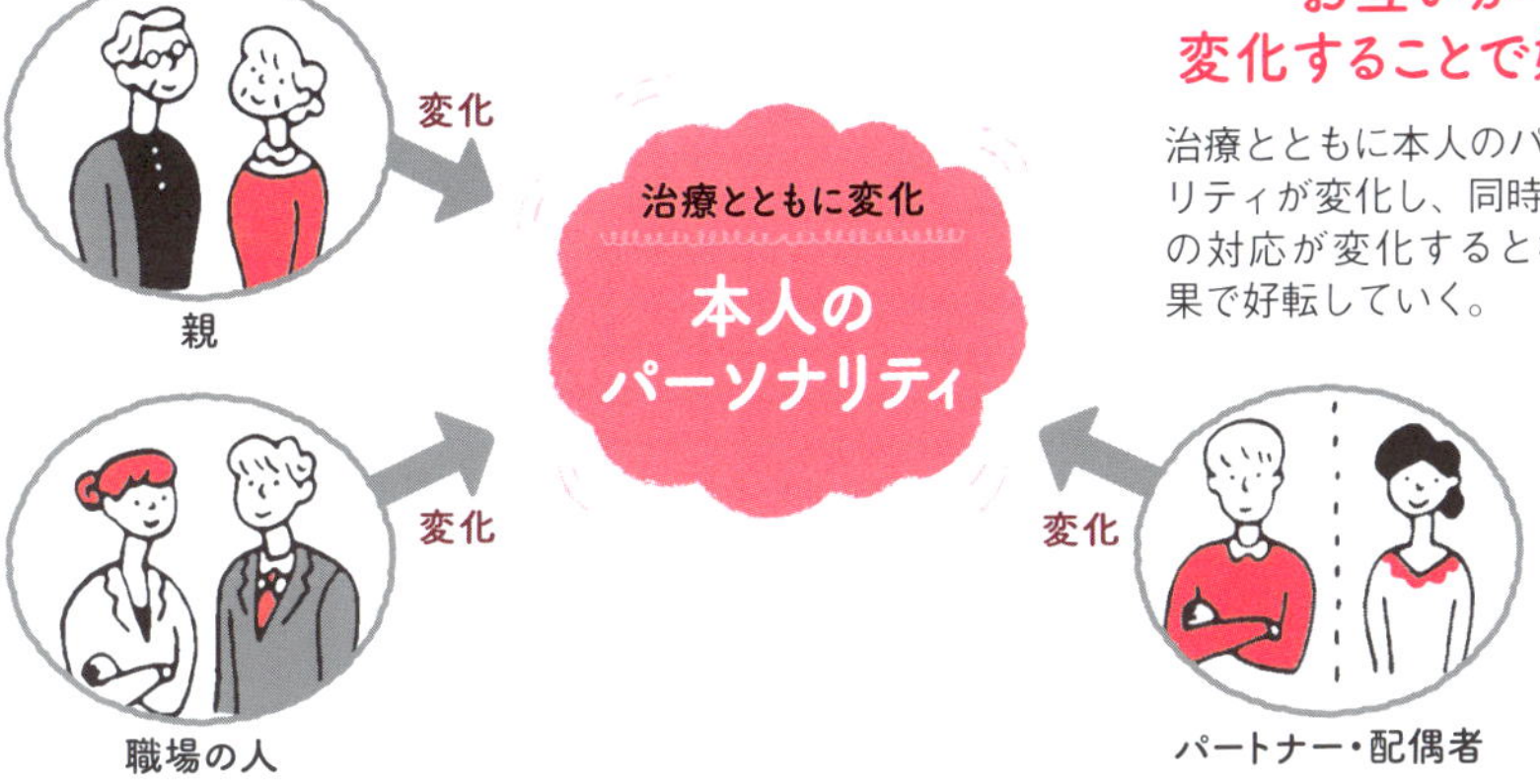

パートナーや
配偶者

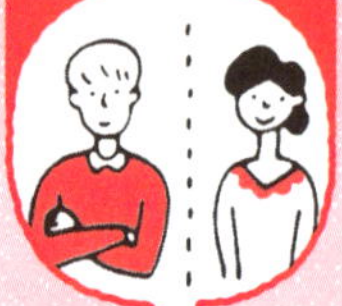

本人の自尊心を損なわないように接する

男女にかかわらず、本人がパートナーに求めるのは、理想の母親像。自分をすべて理解し、能力を認めてくれる存在です。失望すると暴言を吐いたり、暴力をふるったりすることも。こうした状況は「ヤマアラシのジレンマ」といい、寒さに暖まろうと体を近づけると、互いのトゲで傷つく姿にたとえられます。愛情をかけてくれる人の存在は、治療にはプラスになり、ある程度母親像に応じるのもいいのですが、治療者は本人に「パートナーに理想の母親を求めるのは無理がある」と、さとしていきます。

✕ 避けたほうがいいこと

●頭ごなしに本人を否定する

自尊心が傷つけられると激昂する。暴力などの引き金になることもある。頭ごなしに全否定するような言い方はしない。

●無視したり、見下したりする

本人の言動を無視したり、見下すような態度も、自尊心を損ね、症状を悪化させてしまう。無視ではなく冷静に対応するように心がける。

●自尊心が損なわれるような言葉を投げつける

相手の自尊心を損なうようないやみやののしりを浴びせてはいけない。深く傷つき、自信を喪失し、うつなどの引き金になる。

○ やったほうがいいこと

●治療中は、本人の求める理想の母親像に応じ、共感と理解を示す

本人はなんでもわかってくれる理想の母親をパートナーに見出そうとする。左記の「避けたほうがいいこと」を守りつつ、ある程度は要求に応じる。

●以下のような関係に陥っているときには、まず医療機関に相談する

・暴力をふるう　・罵倒、侮辱する
・経済力で支配する　・浮気をくり返す
・嘘をつく　・セックスレス など

明らかにDVの症状などが見られるときは、医療機関や公的な相談機関をたずね、対策をとる。心身の状態を優先する。

親

まず本人の気持ちをわかろうと努力する

親の対応でもっとも大事なのは、本人の話にしっかりと耳を傾け、気持ちをわかろうと努力すること。わかったつもりで決めつける言い方をすることは、絶対に避けてください。また、過去のできごとをもち出して責められたときには、「だって」「あなたのためだから」などの言い訳も禁句。子どもの気持ちを理解し、心からの謝罪の言葉をかけてください。

問題行動がある場合には、本人を交えて家族でルールを決め、きちんと納得させたうえで、ルールを守らせるようにします。

✕ 避けたほうがいいこと

●結論を決めつけた言い方や否定、説教をする

最初から結論ありきで話をしない。子ども扱いもしない。できないことは客観的な理由をあげて、伝える。

●「だってあなたのためだから」などと言い訳をする

親側が自分の言動を肯定するための言い訳にすぎない。敏感に感じとり、症状の悪化につながるのでやめる。

●「〜できたら、〜してあげる」などという取り引きをする

モノや金銭で本人を釣るような取り引きは厳禁。結果主義の考え方を強化するだけで、治りを遅くさせる。

○ やったほうがいいこと

●家族全員で本人について話し合う

家族同士で責め合ったり、本人の考えを矯正しようとしたりしがち。本人の悩みに焦点を当てて話し合う。

●本人がどんな気持ちでいるのかわかろうとする

本人がどういう気持ちでこれまで生きてきたのかについて理解を示す。つらさを共有することが大事。

●謝罪を求められたら内容を理解したうえで心から謝罪する

過去のできごとをもち出し、謝罪を求めてきたら、その内容をよく聞き理解し、きちんとあやまる。

職場の人

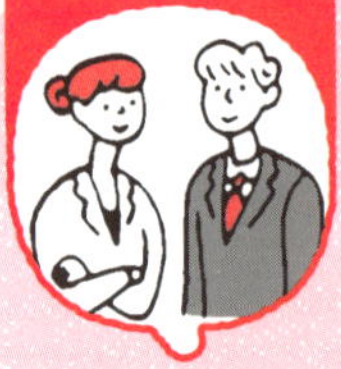

第三者に相談し、冷静に対応する

本人が上司の場合、突然激怒したり過剰な仕事を要求されたりして、部下は参ってしまいます。おだてるように話すとうまくいくこともありますが、場合によっては第三者に相談し、配置換えを希望するのも一案です。

部下の場合には、長所も短所も客観的なデータを示し、公平に評価するとよいでしょう。信頼関係ができると話も聞くようになります。頭ごなしに障害だと決めつけて孤立させたり批判したりせず、冷静な対応をしましょう。

本人が上司なら

× 避けたほうがいいこと

●本人の問題だけをあげて、批判する

本人の問題点をあげて、人前で批判したり、愚弄したりすると、自尊心を傷つけ、別の症状を発症させてしまう。

○ やったほうがいいこと

●相手を尊重しながら、適度な距離をとる

本人を尊重するような言動をとると、トラブルを回避しやすい。職場だからと割りきり、それ以外は距離をとる。

本人が部下なら

× 避けたほうがいいこと

●否定的な態度で接し、孤立させてしまう

「病気だ」と決めつけて、本人を孤立させてしまうと、本人のつらさは倍増し、出社拒否などを招いてしまう。

○ やったほうがいいこと

●いいところを客観的に評価する

感情的にならず、本人のいいところを、データなどを用いて客観的に、公平に評価する。

おわりに

　自己愛性パーソナリティ障害の人は、自己愛という病名から、うぬぼれが強く、傲慢な人だと思われがちです。しかし、これまで述べてきた通り、この障害の人たちには、心のなかに核となる「等身大の自分」がいません。他人が自分をどう評価するのか、不安でしかたなく、それを払拭しようと、自尊心を肥大させてしまうのです。「等身大の自分」をつくり出すことができるようになれば、いま現在、自分のいるところをスタート地点とし、目標に向かって前進できるようになります。たとえつまずいても、起き上がってまた歩き出せばいい。転んだりひと休みしたりすることも、恐れなくなります。地道にものごとを続けられるようになります。

　不思議なことに治療が進むと、それまで尊大だった人が謙虚になり、周囲の人に対する感謝やねぎらいの言葉を口にするようになります。多くの人のおかげで生きている、ありのままの自分の姿に気づくからでしょう。

　治療前とは人がかわったように穏やかな患者さんの表情には、治療の効果を実感することができます。誰かに「ありがとう」と言えるようになると、生きづらさも消えていきます。

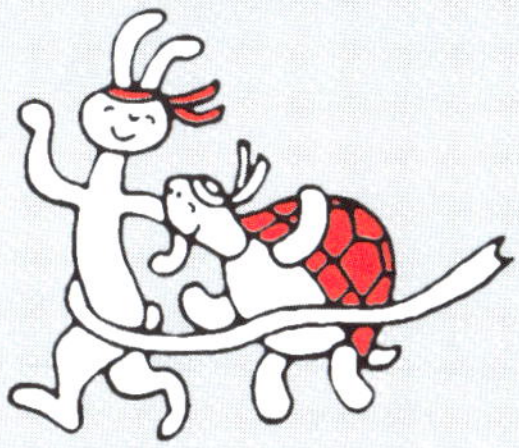

市橋 秀夫（いちはし・ひでお）

精神科医。東京医科歯科大学医学部卒業。同大学の神経精神医学教室で精神医学を研修。都立松沢病院精神科医員、東京都精神医学総合研究所兼務研究員、都立墨東病院神経科医長、福島大学障害児病理教授を経て、1995年市橋クリニック開院、2021年まで院長を務めた。日本うつ病学会評議員、日本精神病理学会評議員、日本外来精神医療学会理事、日本芸術療法学会評議員、精神科治療学編集顧問。島崎・島薗学術賞受賞。

［参考資料］

『健康ライブラリーイラスト版　パーソナリティ障害　正しい知識と治し方』
市橋秀夫監修（講談社）

『新世紀の精神科治療5　現代医療文化のなかの人格障害 新装版』
新宮一成・加藤敏担当編集（中山書店）

『精神科臨床ニューアプローチ5　パーソナリティ障害・摂食障害』
上島国利監修、市橋秀夫編集（メジカルビュー社）

「内的価値の崩壊と結果主義はどのように精神発達に影響しているか（精神科治療学）」
市橋秀夫著（星和書店）

「1970年から2000年までに我が国でどのような価値観の変動があったか（精神科治療学）」
市橋秀夫著（星和書店）

『DSM-5 精神疾患の診断・統計マニュアル』
日本精神神経学会（医学書院）

心のお医者さんに聞いてみよう
自己愛性《じこあいせい》パーソナリティ障害《しょうがい》
正しい理解と治療法

2018年 8月31日　初版発行
2024年 5月21日　8刷発行

監修者・・・・・・・・市橋秀夫《いちはしひでお》
発行者・・・・・・・・塚田太郎
発行所・・・・・・・・株式会社大和出版
東京都文京区音羽1-26-11　〒112-0013
電話　営業部03-5978-8121／編集部03-5978-8131
https://daiwashuppan.com
印刷所・・・・信毎書籍印刷株式会社
製本所・・・・株式会社積信堂

ISBN978-4-8047-6307-1